岭南中医药文化
通俗读物系列

刘莉 方广宏 主编

广东凉茶

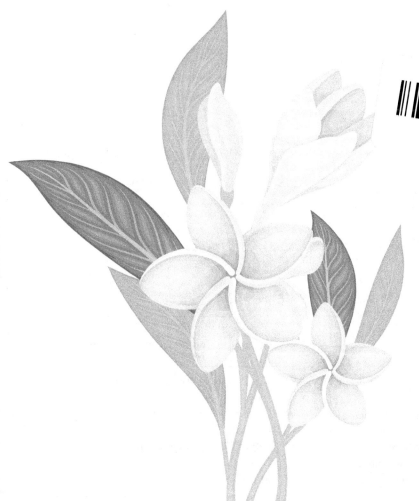

化学工业出版社
·北京·

内容简介

《广东凉茶》是岭南中医药文化通俗读物系列的一个分册。

本书分三部分内容介绍广东凉茶：一、凉茶基本知识介绍。包括凉茶的定义、分类；凉茶的历史、现状和未来；饮用、煎制凉茶时的注意事项。二、凉茶品牌介绍。介绍了广州、清远、中山、东莞等地的凉茶品牌，以及32种岭南常用凉茶中药的来源、别名、产地、性状、选购常识、性味功效、用法用量、现代研究、使用注意、常用凉茶方。三、岭南常用凉茶方介绍。列举了各类常见病和对应凉茶方，供读者参考应用。

本书的读者群为岭南地区广大中医药爱好者，从事凉茶生产销售的企业、开设中药或岭南药物教学的院校相关人员以及从事岭南药物和凉茶研发的科研人员等。

图书在版编目（CIP）数据

广东凉茶 / 刘莉，方广宏主编. —北京：化学工业出版社，2022.10（2024.6重印）

（岭南中医药文化通俗读物系列）

ISBN 978-7-122-41937-8

Ⅰ.①广…　Ⅱ.①刘…②方…　Ⅲ.①茶剂 - 验方

Ⅳ.① R289.5

中国版本图书馆 CIP 数据核字（2022）第 142522 号

责任编辑：马泽林　杜进祥　　　　　文字编辑：何金荣
责任校对：宋　夏　　　　　　　　　装帧设计：溢思视觉设计／李申

出版发行：化学工业出版社（北京市东城区青年湖南街13号　邮政编码100011）
印　　装：北京虎彩文化传播有限公司
710mm×1000mm　1/16　印张8¾　字数137千字　2024年6月北京第1版第3次印刷

购书咨询：010-64518888　　　　　　售后服务：010-64518899
网　　址：http://www.cip.com.cn
凡购买本书，如有缺损质量问题，本社销售中心负责调换。

定　　价：45.00元

编写人员名单

主　　编：刘　莉　方广宏

副 主 编：华何与　郑荣波　黄晓丹　陈兴兴　马志国　沈　群

参编人员（按照姓氏笔划排序）：

马志国　王许聪　方广宏　申春燕　朱焕容　伍柏坚

华何与　刘　莉　刘志刚　江翠平　许丽芬　杨振新

沈　群　张　琴　张　璐　陈　超　陈　瑞　陈兴兴

林　江　罗燕玉　和海龙　庞　杰　郑荣波　胡秋影

胡冠英　段新芬　黄晓丹　曹玉宇　崔京浩　彭绍忠

谢　君　谭永振

序言

　　岭南中医药文化是我国传统医学的重要组成部分，是祖国医学精粹与岭南地区医疗实践相结合的产物。其特点主要在于重视岭南炎热多湿、植物繁茂、瘴疬虫蛇侵袭等环境因素，着眼于岭南多发病和常见病的治疗，勇于吸收民间医学经验和外来医学新知，充分开发利用当地药材资源，形成了鲜明的地方特色。

　　"岭南出好药"。岭南药是祖国医药宝库中的一枝奇葩。它源于岭南特殊的地理环境的蕴育，得益于岭南人民的勤劳智慧。其应用历史悠久，疗效确切。不仅为保障岭南人民的健康做出了贡献，而且也丰富了祖国医药宝库的内容。在漫长的历史过程中，岭南药已深深融入了岭南人民的生活，成为岭南文化的重要组成部分。

　　岭南中成药是我国中成药业中有显著地方特色的一个分支，是岭南中医药学的重要组成部分，千百年来为岭南人民的繁衍昌盛作出了不可磨灭的贡献。岭南中成药生产历史悠久，名优品种众多。其用本地药材治本地病为最主要特色。常用的本地药材如广藿香、阳春砂仁、陈皮、南板蓝根，是岭南著名的中成药如保济丸、补脾益肠丸、蛇胆陈皮散、感冒清胶囊等的独特药物。

　　民间有云："广东三件宝：烧鹅、荔枝、凉茶铺。"行走于广州的大街小巷，各色林立的凉茶铺成为一道道独特的风景线，那街道上徐徐萦绕的药香、古色古香的门面、锃光瓦亮的铜壶，折射出的是数百年的凉茶文化积淀。时至今日，凉茶已成为岭南文化的代表，与粤剧、粤菜、粤语等共同体现了岭南独具特色的地域文化。

　　在漫长的历史过程中，由岭南中草药组成的单验方已深深融入了岭南人民的生活，涉及治疗的各个方面。岭南单方验方具有药味不多、药源广泛、取材容易、使用简便、省时省钱的特点，不仅对常见病、多发病有效，对疑难杂症也有一定的治疗效果。单方验方，用之得当，确有奇效，不可小觑。

　　南方医科大学与广州医药集团共同编写了"岭南中医药文化通俗读物系列"。此丛书通俗易懂且实用性强。将有助于读者知岭南中医药历史、弘岭南中医药文化。

　　于本书出版之际，故乐为之序。

2022.7.30 于广州

前言

凉茶，作为岭南文化的一个重要符号，有着悠久的历史和璀璨的文化。早在东晋年间，道派医学家葛洪南游岭南，恰逢瘟病肆虐，民不聊生。葛洪悉心研习当地流传的疾病和中药，并遗留下了大量的医药专著，这成了广东凉茶深厚的文化基础。后来的医书中也有很多关于凉茶的记载。清代何梦瑶的《医碥》卷七中有载："按薛立斋治一老人肾虚，火不归精……或时喉间如烟火上冲，急饮凉茶少解。""广州凉茶满街巷，王老吉来三虎堂；更有神农癍痧茶，廿四味中妙药藏。"正描绘了一番凉茶鼎盛时期的繁荣景象。

时至今日，凉茶已成为岭南文化的代表，与粤剧、粤菜、粤语等共同体现了岭南独具特色的地域文化。如何保护这一祖国传统文化，成为国人关注的议题。2006 年 5 月，粤、港、澳 21 家凉茶生产企业拥有的 18 个品牌 54 个秘方及术语被国务院批准进入首批国家级非物质文化遗产之列，将受到《保护世界文化和自然遗产公约》及中国相关法律的永久性保护，从而迈出了弘扬和发展凉茶文化历史性的关键一步。

本书成书于凉茶产业面临新机遇的时期，旨在"弘扬中华文明，传承凉茶文化"，让国人了解这一璀璨的民族文化，将凉茶文化的种子撒向各个角落，生根、发芽、开花、结果。在本书的编写过程中，注重宣扬凉茶丰富的民族特色和文化内涵，在中草药和凉茶方的选取上强调简便、易得、疗效可靠。希望读者通过阅读本书，对凉茶的发展历史和文化背景有更清楚的认识和感悟，能够学习一些辨识、选择、应用中药煲凉茶的常识。但凉茶所选用材料多为药食两用药材，药性相对比较平和，其本质更加符合中医"治未病"的养生学理念，所以本书提供的凉茶方是为读者提供缓解症状、养生保健的选择，仅供参考，建议患者除了平时注重养生之外，"生了病还是要看医生"。应用凉茶前应根据个人体质咨询专业医生，以确定是否适合应用，尤其是有症状比较严重的一些疾病的人群，应及早就医，可以尽早避免一些并发症的出现，有益于身心健康。

　　由于时间有限，书中难免有所疏漏，恳请广大专业人士和读者批评指正。编者真诚希望，本书能成为您养生保健的好助手。

编者
2022 年 6 月

目录

第三章　岭南好药煲凉茶　　**48**

第一章
谈古论今话凉茶

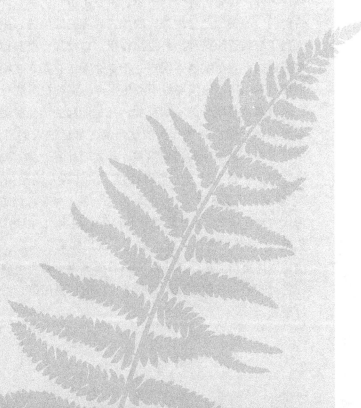

第一节 是药是茶？欲为凉茶正名

凉茶，是广东三宝之一，也是岭南地区的一大特色。每个居住在岭南地区的人，都与凉茶有着不解之缘。广东人常挂在嘴边上的一句话就是："大病找医生，小病喝凉茶。"天气炎热潮湿，生活紧张忙碌，人们难免出现口舌生疮、咽喉肿痛、食欲不佳、身体燥热、大便干燥等症状，也就是老百姓常说的"上火"了，这时大家就会喝上一剂凉茶，去去火气。这一传统代代相传，相习成俗，已经成为当地人生活中不可缺少的一部分。那么，究竟什么是"凉茶"呢？

一、何谓凉茶

"凉茶"这个在广东火了 200 多年的名词，在很多北方人的眼里，常被误认为是凉着喝的茶，其实并不然。"凉"即"寒凉"，为药性；"茶"即"茶叶"，然而这个茶叶跟我们平时所说的茶叶饮品不一样，此"茶"除了通常所指的茶叶饮品之外，还有另外一种意思，就是用植物的茎、叶、果实等泡制的饮品。因此古时的"凉茶"乃是用茶叶制成，具有寒凉清热、生津止渴作用的一种饮料。后人为了增强茶叶这种清热生津作用，或增加一些其他效能，在凉茶中添加一些中草药进去，直至发展到现在，不少凉茶虽有茶之名称，实际上全是由一些中草药组成，其作用不仅仅局限于清热生津，更有祛湿消滞及解表发散等功效。

随着凉茶概念的不断延伸，凡是能起到清热解暑、祛湿消滞、生津止渴、提神醒脑或养颜护肤等作用的饮用品，都已被人们习惯上称为凉茶。早先的"凉茶"多由药性寒凉的药物组成，药力较峻猛，如"癍痧凉茶""廿四味"等。后来，很多凉茶在处方上予以调整，使其药力较轻柔，以适合更多人群使用，如"五花茶""夏桑菊""竹蔗茅根水"等。凉茶可以防治多种疾病，如：感冒、湿滞饮"盒仔茶"；上火饮"萝卜竹蔗茅根水"；湿热饮"五花茶"；咳嗽饮"罗汉果茶"；发热煲倒扣草或水翁花，或用蝉蜕煲冬瓜；肝热煲鸡骨草、狗肝菜；尿频、尿痛煲车前草、赤小豆、积雪草等等。而且不同地区，亦各有其特色，如湛江伤风咳茶、东莞鲁太爷甘露茶、中山沙溪凉茶、罗浮山凉茶、石岐凉茶、廉江凉茶等。

现代凉茶已由最初的大碗汤茶，发展到颗粒剂（如王老吉颗粒剂、夏桑菊颗粒剂、板蓝根颗粒剂、溪黄草颗粒剂等）、袋泡茶剂（如沙溪凉茶袋泡装）、罐装植物饮料等，以适合现代时尚方便的需要。

二、凉茶分类

凉茶种类繁多，分类方式亦没有统一的标准，习惯常用的分类方法如下：

1. 按凉茶药力分类

（1）峻猛凉茶　药力较峻猛的凉茶多为传统凉茶，一般历史比较悠久，配方多来自传统医家，煎出的凉茶呈深褐色，口感苦涩，一般作为药用，以治疗某种疾病为主，人们多不会轻易饮用，只有当身体不适、感冒发热，或有周身酸痛、喉痛口苦、疲倦尿黄等湿热症状时，才会对症喝凉茶。如广州王老吉凉茶，就是在当时广州瘴疠横行的背景下研制出来的，它是由十味广东民间草药组成，具有清热解暑、祛湿消滞、生津止渴的功效，主治外感风热而见发热、喉痛、声哑、口苦尿黄，兼有泄泻、腹痛、食少体倦等胃肠湿热症状者。又如黄振龙癍痧凉茶，精选当地二十余种草药精制而成，主治全身酸痛、皮肤出现紫红色或黑瘀色的癍块和疹点的癍痧症，但其药性偏寒，年老体弱、气血两虚者以及孕妇都不太适宜饮用。

（2）温和凉茶　与传统凉茶的药力较峻猛不同，温和凉茶药力相对轻柔，在很多凉茶铺都有销售，像罗汉果五花茶、五花茶、菊花雪梨茶、银菊露等，供过往行人口渴时饮用。它并不是专门针对某一疾病，而是适合于健康或亚健康人群，功效多为清热、明目、解暑，适当饮用，可以防治肺燥咳嗽、肝火眼痛、中暑等，起到保健的作用。饮用时可泡可煎，颜色也偏淡，味道不一定苦涩，反而会有甘甜的味道，因而很受人们欢迎。

2. 按凉茶药味分类

（1）苦味凉茶　苦味凉茶大部分由味苦性寒的药物组成，因而药材性寒凉，口感苦涩，多偏重治疗。苦味凉茶的代表是癍痧凉茶、廿四味凉茶。还有王老吉凉茶、黄振龙凉茶、邓老凉茶等都是这类凉茶的著名品牌。它们适用于四时感冒、发热头痛、咽喉肿痛、口干口苦、唇红眼红、腹部隐痛、大便秘结或溏而不爽、小便黄赤、舌红苔薄黄或黄腻、脉浮滑数而有力等外感风热、湿热积滞之症。

(2) 甘味凉茶 甘味凉茶较苦味凉茶药性更平和,大部分由味甘淡性寒的药物组成,更偏重调养保健。例如薄荷甘草茶、竹蔗茅根水、五花茶、夏桑菊等,这些茶适用于感冒发热、烦躁口干、食滞纳呆、便干尿黄、舌红苔薄或黄、指纹紫、脉浮数等症。尤其适于老人、儿童和体质虚弱的人饮用。

3. 按历史发展分类

(1) 大碗凉茶 大碗凉茶多为传统凉茶,服用方式类似汤药,故也有"大碗茶"之称,其凉茶铺常设于闹市区,招牌悬挂在杆顶上,摆有两个半人高的葫芦状铜壶,一排排青花粗瓷大碗,如今,这样的情景恐怕只有在电视上才可以看到了,现代的凉茶铺早已大不相同:店室明亮干净,柜台上摆放着十多个茶壶,使用的大多是用完即弃式的纸杯。

(2) 新潮凉茶 这类凉茶多少有点借了凉茶之名的"嫌疑",实质是鲜榨蔬果汁,它们不但色彩缤纷、口味香甜,而且还有一定的美容养颜作用,这类凉茶尤其受年轻人特别是年轻女子的喜爱,逛街时热了、累了,喝上一杯,既清凉解热,又能美容。蔬菜和水果中含有丰富的人体所需的矿物质、维生素、氨基酸等,经常饮用能起到促进体内循环、调节新陈代谢等作用,从而达到美容养颜的效果,例如西芹汁有降血压、调节内分泌的作用;凉瓜汁、甘笋汁有清除热毒、预防暗疮的作用;苹果汁和鲜橙汁则有润肺、健胃的作用等。

4. 按凉茶功效分类

(1) 清热 "清热解毒茶"就是降火的凉茶。"上火"是日常生活中十分常见的一种现象,常表现为面红目赤、咽燥声嘶、疖肿四起、红肿热痛、口腔糜烂、牙龈肿痛、烦躁失眠、鼻衄出血、舌红苔黄、尿少便干、发热出汗等。虽然都是上火,但中医讲"火"也有虚实之分。"实火",一是气候原因所致的,如气候突然变化、空气炎热干燥、沙尘等;二是饮食引起的,如吃火锅、辛辣食物,过量饮酒等。一般表现为牙疼、喉痛、口舌生疮、口渴、便秘等。而"虚火",一般是急躁、疲劳过度等原因引起的,如果感觉燥热,或冒虚汗、口干、心烦、失眠、耳鸣、头晕等,就是有"虚火"了。凉茶可去"实火",对"虚火"使用时就要多加注意了。这类凉茶材料多以金银花、菊花、广金钱草、岗梅等为主。

(2) 祛湿 "祛湿"凉茶就是降火同时侧重祛湿。中医认为湿也有虚实:虚的多为脾虚,需要健脾;实的就是水液内停,就需要药物了。中医祛湿有两种方法:发汗和利尿。凉茶本身有一些利尿作用,所以也能祛湿。广东"地气湿热",发病多有身体沉重、腹胀、口黏、大便溏稀等"湿热"之症。广东人克服

"湿毒"的传统良方之一就是饮用祛湿茶。这类凉茶材料多以茯苓、薏苡仁、淡竹叶等为主。

（3）其他 凉茶发展到现在，其种类逐渐增多，作用也越来越广泛，除了传统的清热祛湿，现在的凉茶还可以消积导滞、醒脑提神、增强免疫力，甚至还可以健身美容。

5. 按凉茶功能分类

（1）功效型凉茶 这类凉茶有点类似于前面提到的传统凉茶，用于治疗某种疾病，常常制成颗粒剂或膏剂服用，如常见的广东凉茶颗粒、夏桑菊颗粒等。此类凉茶标有红色或绿色 OTC 标识，需仔细阅读说明

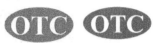

非处方药标识

书，并按说明使用或在药师指导下购买和使用，其研制、申报、生产和销售按照非处方药进行管理。

（2）饮料型凉茶 现在很多凉茶都在向保健型的饮料类凉茶方向努力，红罐王老吉凉茶、罐装邓老凉茶等就属于此行列，这类凉茶即前面提到的保健凉茶，药力轻，适合四季饮用。包装采用瓶装、罐装、利乐装（盒装）几种，携带方便，深受人们喜爱。饮料型凉茶正在成为饮料中的一个新的、快速增长的品类。

6. 按凉茶组成分类

（1）复方凉茶 复方凉茶由两种以上中药组成，配方以中医理论为指导，遵循中医的君臣佐使、升降沉浮，多出自医家之手。

（2）单味凉茶 广东一带的老百姓还盛行一种单味凉茶，即单味药材制成的凉茶，这类凉茶多来自民间的用药经验。如消暑解渴的仙人草、清热利湿的鸡骨草，广东百姓于房前屋后，信手拈来，煲成凉茶，用于祛除夏热暑湿。

第二节 巷深茶香，广东凉茶的前世今生

一、寻根凉茶，看凉茶的百年发展史

广东人饮用凉茶历史悠久，有一句话说得好："来到广东，你可以不讲广东话，可以不认识广东的路，但你不可以不知道广东的凉茶。"凉茶文化是广东文化的典型代表之一。凉茶最早盛行于两广、港澳地区，作为岭南文化的代表，凉

茶与粤剧、粤菜、粤语等共同体现了岭南独具特色的地域文化。

凉茶的盛行与岭南气候、水土和人文密切相关。岭南地处五岭（大庾岭、骑田岭、萌渚岭、都庞岭、越城岭，逶迤分布于湘赣粤桂之间）以南，其所辖范围约为当今我国广东、香港、澳门、海南及广西大部和越南北部。此地北倚五岭，南临大海，海洋气候和内陆气候交汇，属亚热带气候，日照时间长，气温高，春夏多淫雨，相对湿度高，因而天热地湿，温高湿重为岭南的气候特征。天人相应，受气候影响，岭南人素体湿热，而且也较易受湿热影响而发病，故其病症多以暑湿病常见。再加上饮食、作息习惯，很容易令人生"热气"，即北方人所说的"上火"，比如：口舌生疮、目赤肿痛等等。因地制宜，岭南人从小就耳濡目染，都知道什么时候煲哪种凉茶喝。

公元306年，东晋道学医药家葛洪感受到岭南地区气候湿热、瘴疠流行，于是悉心研究岭南各种湿病医药，留下了针对岭南气候特征的大量医学专著，如《肘后备急方》卷二"治瘴气疫疠温毒诸方第十五"中记载了很多治疗岭南热毒上火及传染病的药方，像"老君神明白散""太乙流金方""辟天行疫疠方"等，用来治疗瘴疠、四时感冒、恶寒发热、温热上火等，其功效与后世的凉茶有异曲同工之妙。有关广东凉茶的记载，最早出自元代释继洪撰修的《岭南卫生方》，当时将这种清热解毒的汤药称为"凉药"。资料记载，当时的广东瘴疠成灾，瘟疫之人不计其数，"皆以生姜附子汤一剂。放冷服之。即日皆醒，自言胸膈清凉。得良药而然。"元代的这种"凉药"，也正是广东最早的凉茶。而"凉茶"这一称呼到清代才出现。清代何梦瑶在《医碥》卷七中记载："按薛立斋治一老人肾虚，火不归精……或时喉间如烟火上冲，急饮凉茶少解。"勤劳聪慧的岭南人民根据岭南各名医药家的医学理论，结合长期防治疾病过程中的丰富经验，以药性寒凉、解暑消毒的中草药熬水来喝，形成了具有深厚岭南文化底蕴的凉茶，其配方、术语更是世代相传，成为岭南文化的一枝奇葩。

在历史悠久、品种繁多的广东凉茶中，著名的有王老吉凉茶、夏桑菊凉茶、大声公凉茶、廿四味凉茶、石岐凉茶、三虎堂凉茶、黄振龙凉茶等。这些凉茶多数是百年老字号或祖传验方，以其深厚的历史文化和独特的功效博得老百姓的钟爱。

二、成功申遗，凉茶走上健康快车道

"粤人喝凉茶"的历史可追溯上百年。广东人离不开凉茶，凉茶已成为广东人生活中不可缺少的部分。为保护这一具有深厚文化内涵的传统产业，从2005

年5月开始，广东省文化厅、省食品行业协会联合组织专家，对凉茶的秘方及术语，从历史文化方面进行认真审核，并一致通过将凉茶列为广东省食品文化遗产。2006年5月26日，经国务院批准，将凉茶列为粤港澳三地的非物质文化遗产及首批国家级非物质文化遗产，这意味着粤、港、澳的21家凉茶生产企业拥有的18个品牌54个配方及术语，将受到《保护世界文化和自然遗产公约》及我国有关法律保护。"凉茶"这个既非食品又非药品的名词被保存了下来。"清热解毒""疏散风热""凉血消斑""清咽利喉"等作为专用术语，亦可以用于凉茶的宣传。

三、锐意创新，不断研发新品种

凉茶，作为本土产品，对于北方的消费者尚有些陌生。红红火火的广东凉茶在相当长的一段时间内，仍然是地方饮品。2003年非典型肺炎事件，让凉茶走入了大众视野。之后，随着"怕上火，喝王老吉"这则广告的热播，让更多人了解了"王老吉"。如今，诸如"王老吉""黄振龙""廿四味"，都已成为人们耳熟能详的凉茶品牌。在凉茶市场如此激烈的竞争中，如何走出自己的创新之路，也是众多凉茶品牌应当仔细考虑的问题。

(1) 定位创新 如何做到既能把握准确的定位，又要通俗易懂，是凉茶宣传的一个关键点。"怕上火，喝王老吉"——"药茶王""王老吉"将"预防上火"作为其主要定位点和特色宣传点。"熬夜就喝白云山"——"白云山"凉茶也在几年的时间内完成了由"祛火"饮料到"熬夜"饮料的角色转换。再如一句"我的声音需要润"，将京都念慈菴凉茶饮料"润"的功能诉求表现得亲切易懂。

将凉茶的功能删繁就简，使其通俗化和时尚化。寻找突破点和定位，让"凉茶"真正"平易近人"起来，才能够让凉茶这一具有丰富民族特色的文化走入全国各地百姓家。

(2) 品种创新 早期大碗喝的凉茶携带不便，极易变质，于是现代人将大碗茶做成了液体或者固体置于成型的包装中，进入超市货架，也就是我们今天看到的罐装凉茶、盒装凉茶、瓶装凉茶以及凉茶颗粒。市场化的凉茶自然也要开始关注产品的包装设计、品牌形象，以及开发新型时尚系列吸引不同消费人群。"王老吉"旗下凉茶就已发展为系列产品，有王老吉广东凉茶颗粒、王老吉清凉茶、王老吉润喉糖等。而三九集团的999凉茶系列（凉茶王、下火王、廿四味、板蓝根、夏桑菊）在市场上也占有一席之位。

对于患有高血压、高血脂、高血糖的人士以及爱美的年轻女士来说，是不宜喝高糖凉茶的，于是各类低热、低糖凉茶和无糖凉茶应运而生。此外，专门针对儿童、妇女、老人的凉茶品种也陆续出品。

（3）凉茶与亚健康　凉茶清热降火解毒，尤其可以明显改善湿热火毒偏盛所引起的各种症状，比如头晕、失眠、食欲减退、萎靡不振等。当今社会，生活节奏快、工作压力大，使人极易处于疲劳的亚健康状态，脑力劳动者、都市白领、学生等都面临这样的问题。从中医上讲，在正常的生理状态下，人体的阴阳处于"阴平阳秘"的状态，当机体出现阴阳失调，但尚未出现大病，实际上已经感觉到某些不适，在中医学中称"未病"，但"未病"不是无病，也就是现代所说的"亚健康"状态。许多凉茶都可适用于亚健康状态，如对于湿热火毒偏盛、全身症状明显的，针对不同部位、不同性质可以施用肠胃茶、咽喉茶、祛湿茶、清热解毒茶等。凉茶清热降火解毒的功效对提高机体免疫力、消除人体"火毒"症状有一定作用。

第三节　降火消暑，哪类凉茶适合你？

岭南人的"凉茶情结"由来已久。岭南人喝凉茶与人的体质，以及岭南地区的地理环境、气候、水质和人文都有关系。人们觉得自己"上火"了，首先想到的是喝凉茶"祛火"。但有些人不论哪里不舒服均归咎于湿热，认为凉茶能包医百病，有病服之能治病，无病服之能防病，甚至把凉茶作为日常生活中必不可少的保健药。其实，这种做法是不科学的。凉茶中含有的原料药材都具有"寒热温凉"的特性，要注意因人、因时而异，不能一"上火"就乱喝凉茶，应针对不同的"体质""年龄""症状"来"对症下茶"，这样凉茶才能喝得其所。若是不对症乱喝凉茶，反而可能会对身体造成损害。

一、辨证与凉茶

根据中医辨证论治的观点，人的体质有所谓的"寒底""热底"之分，调理应"热者寒之、寒者热之"。而热证又包括表热、里热、实热和虚热。饮用凉茶要特别注意"量体裁衣"，要针对不同体质、不同热证证候饮用，不可一概而论。

1. 热型与凉茶

(1) 表热证　表热证是指六淫侵犯肌表所表现的证候，主要表现为发热、微恶风寒、头痛、口干微渴、舌边尖红等，适合饮用以解表、清热为主要作用的凉茶（如含金银花、连翘等中药配方的凉茶）。

(2) 里热证　里热证是指表热内传入里，侵犯脏腑所表现的证候，主要表现为高热恶热、烦躁神昏、口渴引饮、口腔溃疡、大便秘结、小便短赤等，适合饮用以清热泻火解毒为主要作用的凉茶（如含黄连、黄芩、栀子等中药配方的凉茶）。

(3) 虚热证　虚热证是指机体阴液不足所表现的证候，主要表现为口燥咽干、五心烦热、盗汗等，适合饮用以清热养阴生津为主要作用的凉茶（如含沙参、玉竹、麦冬等中药配方的凉茶）。

(4) 实热证　实热证是邪热亢盛，内外俱实的证候，主要表现为壮热烦躁、面红目赤、渴喜冷饮、胸痛痰黄、腹痛拒按、大便秘结、小便短赤。适合饮用以清热泻火为主要作用的凉茶（如含知母、芦根、竹叶等中药配方的凉茶）。

2. 体质与凉茶

(1) 阴虚火旺型　多因阴虚不能制阳，致使阳相对亢盛发展而成阴虚火旺证。表现为舌红少苔、口鼻干燥、手足心热、烦热头晕、心慌失眠，这类人在干热少雨的夏季症状容易加重。适合饮用以养阴清热为主要作用的凉茶（如含麦冬、生栀子、沙参等中药配方的凉茶）。

(2) 肝阳上亢型　又称肝阳上逆，肝阳偏旺，本虚标实证。多因肝肾阴虚，水不涵木，肝阳亢逆无所制，气火上扰所致。此型发病男性多于女性。常出现头晕耳鸣、烦躁易怒、面色潮红、失眠多梦、口苦口干症状，持续高温天气可加重症状。适合饮用以平肝潜阳为主要作用的凉茶（如含杭菊花、天麻、钩藤等中药配方的凉茶）。

(3) 痰湿壅盛型　多因素体肥胖，痰湿过盛，或恣食生冷，过食肥甘，内伤脾胃，致使脾的运化功能和输布津液的功能发生障碍，水湿痰浊蓄积停滞所致。这类体质的人表现为舌苔厚腻、头晕胸闷、食欲不振，常在高温阴雨连绵的气候中症状加重。适合饮用以祛痰化湿为主要作用的凉茶（如含茯苓、半夏、薏苡仁等中药配方的凉茶）。

二、季节与凉茶

凉茶的选用应因季节而异。据清代何梦瑶的《医碥》卷七中记载："夫四时之气，春则温，夏则热，秋则凉，冬则寒。然温热蒸而为湿，凉寒肃而为燥，此四气之外，又添燥、湿二气也。湿极于夏，燥始于秋，故系湿于长夏，系燥于秋。"

人与自然界是统一的、息息相关的。"天人相应"是传统中医理论和岭南凉茶立论的根本。随四季气候的不同变化，人体的生理活动与病理变化也随之改变。因而季节气候不同，所选择的凉茶也应该有所不同。

1.春夏两季

春夏两季阳气升发，人体腠理疏松开泄，选用凉茶宜轻清，以免发散太过，耗损气阴；尤其夏日炎热气候条件下的风热感冒、咳嗽、咽痛应多用辛凉平剂，如外感咳茶。如今普遍使用空调，夏季人们由于过分贪凉饮冷，中医所谓的夏季少见的风寒感冒反而较多见。这类人感冒又以风寒挟湿为多，应选辛温解表的凉茶；长夏易感暑而挟湿，选用凉茶宜以清热消暑祛湿为主，应尽量少用滋阴的茶，如润肺茶等。

2.秋季

秋季是万物成熟的季节，阳气开始收敛，阴气逐渐强盛，饮凉茶应注意保津养阴，且秋多燥邪，燥易伤肺，宜选用清肺润燥养阴的凉茶，如四季润肺茶。

3.冬季

冬季阴气至盛，人体腠理致密，阳气内敛，选用凉茶不可过寒过猛，以防伤及阳气。宜选用新咽喉茶、清热解毒苦茶等。

三、性别与凉茶

男子以肾为先天，在清热的同时，要注意滋肾护精；女子以肝为先天，清热时要兼顾疏肝柔肝。男性不存在女性的一些特殊情况，而在一些特殊时期的妇女要注意慎重选用凉茶。

1. 女性生理期不宜喝凉茶

经脉的温煦是保持脉道畅通、防止瘀血阻滞的关键。女性生理期时对冷热的刺激极为敏感。如果由于天气热而不加节制地饮凉茶，虽然可以感到胃内一时的凉爽，但这些药物吸收入血液后，寒凉的刺激就会使血流滞涩缓慢，甚至形成瘀血，引起痛经、月经不调、经量减少，严重的还有可能引起大出血、闭经。还容易损伤脾胃，出现口泛清水、头晕、胃痛等不适。

2. 准妈妈不宜喝凉茶

为了宝宝的健康，准妈妈最好不要喝凉茶，特别是怀孕最初 3 个月，更需格外注意。正值怀孕期的孕妇如果喝下了比较浓的凉茶，会影响心跳次数与频率，加重心肾负担。

3. 新妈妈不宜喝凉茶

刚生完宝宝的新妈妈身体极为虚弱，应该以进补为主，凉茶寒凉，喝凉茶不仅不利于产后脏腑功能恢复，还会伤及脾胃，引发日后的腹部冷痛，造成后遗病痛。

四、年龄与凉茶

并非所有的凉茶都"老少皆宜"。虽说多数中药是天然药物，但"是药三分毒"，如果搭配不合理，不仅不能治病，还会产生副作用。此外，药物的作用往往不是单一的，有些药物会与食物、酒精及其他药物交互作用，从而产生不良的反应。因此，虽然凉茶好喝，能清热解暑，但并非老少皆宜。

1. 儿童

婴幼儿脏腑娇嫩、形气未充、血少气弱，若长期服用凉茶，攻伐不止，会损伤小儿正气，反而影响小儿健康成长。小儿感冒通常是受风受寒导致的，多数病因不是体内火气旺盛，这种情况下如果经常喝凉茶，反而损伤了中焦脾胃和中阳之气，加重脾胃虚寒，干扰了胃肠正常功能，适得其反。此外，儿童脾胃调节功能尚不健全，对外来药的寒凉不能及时调整和适应，可能会影响消化吸收，出现腹痛腹泻。如果儿童经常吃西式快餐，容易出现尿黄、大便干结等情况，可以适当地给他们选择可有效"祛火"的凉茶，但不能选择过于苦寒的凉茶，如含有苦参、大黄、黄连等成分的凉茶就不适合幼儿饮用。婴幼儿可适量喝点由菊花、荷叶、西瓜皮、藿香等凉性较低的药物制成的凉茶，或者在凉茶里放点山楂、麦芽、神曲等健脾消食的药物，以帮助消化。

2. 老年人

老年人大多体质弱，气血渐衰，消化功能衰退，对药物的耐受力较弱，选用凉茶应避免峻猛之剂，用量要比青壮年少，且中病即止，以免损伤正气。如果过多地服用含有寒凉之性较胜的黄柏、黄连等中药配制的凉茶，会损伤老年人的中焦脾胃，引起不适。

世异时移，当今人们生活水平普遍提高，营养过剩，易阳热内生；生活节奏加快，生存竞争压力加大又耗人阴精，令人虚损内乏。人一旦不适，往往虚实兼夹，症状百端，错综复杂，令选择凉茶难度大大增加。现今条件下，还要考虑到许多人工改变气候、自然环境、人群的生活习惯等因素，在选用凉茶时尤其要注意。

第四节　自己动手，教你如何煲凉茶

广东人几乎家家都会煲凉茶，感觉不舒服了，就自己动手煲一锅凉茶，夏日消暑，秋日去燥，还可以治病健身。但凉茶是茶也是药，煲凉茶在选材、煲制过程上还是有讲究的。

一、自制凉茶有讲究

1. 选对材料煲凉茶

煲凉茶的原料可以是采自山野的鲜药材，也可以是药店里买来的饮片，更简单的，就直接用开水冲泡代茶饮。凉茶所用药材都具有四气五味、温热寒凉的特性，比如常用的金银花、玫瑰花、苦丁茶、菊花、佩兰、木蝴蝶、麦冬、竹叶等，性味也大多辛甘寒凉，如果大量饮用，可使人体脏腑的阳气发散、受损，脾胃等器官会由于阴液的滞腻而功能失调。因此在购买中药泡制凉茶时就应该掌握一点中医理论的知识。首先，要了解药物功能。同一植物的不同部位，如花和梗、叶的性味和功能会有很大的差异，在购买前要做详细咨询和确认。其次，要了解中药配伍的知识。几种中药混合在一起，由于气味的升降浮沉、寒热温凉各不相同，彼此的功能就会相互抵消或得到加强。所以，煲凉茶是需要科学的指导的，我们不能在药店或街头小摊上看到某某药材能清热解暑，就自行买来几种放在一起一泡了之，这是不正确的。

2. 家庭如何自制凉茶

（1）冲泡法 凉茶既然称为"茶"，那就说明很多凉茶可以像茶叶一样或者和茶叶一起开水冲泡服用。如竹叶莲心茶，就是将鲜竹叶 10 克洗净切碎，与 5 克莲子心一起沸水冲泡，盖闷 5 分钟后，即可饮用。竹叶性味甘寒，莲子心清心祛热，两者同饮，可治心火肺火过旺导致的咽喉干痛等症。又如金银花茶，就是将金银花 5 克与茶叶 5 克用沸水同泡，即可饮用。金银花可清热解毒、提神解渴，与茶同饮有利尿养肝、凉血止痢的效果。其他如菊花茶，具有疏风散热、清肝明目的作用。决明茶，具有清肝明目、利水通便的作用。

（2）煎煮法 煎煮法的优点在于煎煮火候容易控制，煎出量易掌握，能做到药物的先煎后入，且保持传统特色，但是缺点是操作稍复杂，又容易烫伤，应小心操作。

需要指出的是，部分凉茶虽可直接冲泡，但因为凉茶的配料较之通常意义上的"茶料"要特殊，大多带有功效性质，所以按照中药煎煮法更易发挥凉茶的效用，且广东街头的凉茶很多都是用煎煮法制作的。

二、如何选择适宜的器具

直接冲泡凉茶时，可以选用陶壶、玻璃壶、瓷壶等，方便饮用者随身携带。

煎煮凉茶时，第一步是选择适宜的容器。对于所用器具古代医药文献已有所论述。如《华氏中藏经》《本草经集注》等即有将药物置于"瓦""坩土锅子""瓷器""土器"等物之内而进行修治的记载。

煎煮容器以陶瓷、不锈钢等材料制作的器皿为宜。很多家庭都有的中药砂煲就是不错的选择，砂锅锅底导热均匀，热力和缓，锅周保温性强，水分蒸发量小。煲茶时严禁使用铁器等易腐蚀器皿，例如使用铁锅煎凉茶，很容易与大黄、何首乌、地榆、五倍子、白芍等药材所含的鞣质、苷类等成分起化学反应，产生一种不溶于水的"鞣酸铁"及其他有害成分，使中药汤剂变黑变绿，药味又涩又腥。这时，不仅药液性味改变、疗效降低，而且容易使服用者反胃、恶心、呕吐等。

三、如何掌握加水量和煎煮时间

选择好了容器，下一步就是煎煮凉茶了。凉茶中药煎煮前应先用冷水浸泡。煎药用水量一般浸过药面 1 ~ 3 厘米。松泡易吸水的药材，如叶类、花类药材，可适当增加用水量。

药材煎煮前浸泡既有利于药物有效成分的溶出，又可缩短煎煮时间。有些药材中含有较多的淀粉、蛋白质，如不经浸泡，直接煎煮，药材表面淀粉发生糊化，从而封堵了药材表面的毛细孔道，水分难以渗透入内，药物的有效成分难以溶解出来，从而影响了药物的效能。因此，根、茎类中药一般在煎煮前用凉水浸泡 30 分钟左右，花叶类一般浸泡 20 分钟左右即可。药物经浸泡后水分就会缓慢进入药材内部，组织会充分吸水膨胀、变软，药物组织内部形成高渗状态，有效成分就会溶解出来。这个时候再用火煎，药材内高浓度的溶液就会加速向组织外扩散，药材则进一步膨胀、细胞壁破裂，于是有效成分就会完全溶解出来了，其药物作用就能得到充分发挥。

凉茶药材煎煮的时间应根据药性而定。凉茶使用的药材多为解表药、清热药、芳香类药物，而很少有滋补类药物，因此这些药材都不宜久煎。在煎煮时，一般使用文火，微沸后继续煎煮 15 ~ 20 分钟即可，煎药时要搅拌药料 2 ~ 3 次。每剂凉茶一般煎两次，第二次煎的时间可略短。

四、如何控制适宜的火候

煎煮过凉茶的人都知道，煎煮凉茶时火候的掌握非常重要。煎煮时火力过大，水分蒸发快，不利于有效成分的煎出，且容易使药液焦煳，即火候太过。火力过小，煎提效果则较差，即火候不足。

煲凉茶温度的高低，中医称为火候。中医常用文火、武火来表示。所谓文火，就是弱火，火小而缓，温度上升较慢，水分蒸发得亦慢，古人有用鱼眼沸、蟹目沸等词来形容火候的微小。武火就是强火，温度上升较快，水分蒸发亦快。

凉茶药材煎煮的火候也应根据药性而定。凉茶多用解表类、清热类、芳香类药物，多含有挥发油类成分，久煎过度挥发导致有效成分损失，因此宜以武火急煎法进行煎煮。个别滋补类凉茶，因其滋腻质重，需久煎方能出汁，应武火煮沸后改为文火慢煎，保持微沸状态，使其减慢水分的蒸发，有利于有效成分的溶出。

第五节　时机选对，学会科学喝凉茶

一、何时喝凉茶

1. 入睡前不宜喝凉茶

有的凉茶含有利尿的成分，如淡竹叶等，而且睡前喝太多凉茶，排尿次数增多，导致起夜，影响睡眠质量。所以一般在入睡之前，不宜喝凉茶。

2. 空腹时不宜喝凉茶

有人认为，清晨起床后，腹中空空，喝凉茶会更易吸收。殊不知这样会影响身体健康。因为空腹喝凉茶会冲淡胃液，不利于消化。凉茶性寒，会抑制胃肠活动而降低食欲，影响正餐胃口，还容易有反酸、口泛清水等不良反应。长期空腹喝凉茶，还容易引起胃痛，扰乱胃肠功能。

二、凉茶究竟该热着喝还是凉着喝

在广东民间一些老中医理论中，凉茶有"温服""冷服"之分。"温服"是指将煎好的凉茶放至不冷不热的时候喝，而"冷服"则是完全冷却后才服用。"温服"还是"冷服"应结合服用者具体的身体状况和病情需要，以及药物性质而定，不必拘泥于"冷"和"热"。如治寒证用热药，宜热服，特别是以辛温发表药治风寒表实证，不仅宜热服，服后还需温覆取汗。另外古代也有"补药热服，凉药冷服"之说。《医碥》中就提到："有寒剂冷服治大热病宜，有热剂冷服治假热病宜，有热剂热服治大寒病宜，有寒剂热服治假寒病宜。"而对于一般的凉茶则以温服为宜。

三、凉茶能否隔夜喝

在一些老百姓家里，人们常常喜欢临睡前把凉茶料放进大茶壶里，一夜浸泡后，第二天一家人能喝上一天。其实这样的做法是不正确的。植物原料浸泡时间过久，其中的大量无效物质，如淀粉、黏液质、鞣质、叶绿素也会随之浸出，而且夏季温度高，放置过久也易酸败变味，发生变质。所以如果凉茶搁置了24小时以上，最好不喝，否则会引起腹泻等不良反应。

四、喝凉茶是否要"忌口"

广东人喝凉茶很大一部分是因为体内有热气，夏天偏热多湿的气候又容易使人肠胃功能失调，再加上嗜食味重食物，导致不同程度地出现口舌生疮、咽喉肿痛、食欲不佳等"上火"症状。喝凉茶则可利用药物的寒凉之性以消解内热，解决"上火"的问题。那是不是喝凉茶就不用忌口了呢？

在上面这种情况下我们喝的凉茶多为饮料型凉茶，药力较轻，多具有保健作用。而对于功效型凉茶，药力较强，往往用来治疗某种疾病，如广东凉茶颗粒、癍痧凉茶等，均是按药品进行管理的，饮用这类凉茶的时候我们就需要注意忌口了。

一般而言，饮用凉茶期间，应忌食辛辣、温补、油腻、腥膻等难消化及有刺激性的食物。此外，根据病情的不同，"忌口"亦各有所异。如热性病，忌食辛辣、油腻、煎炸、烧烤类食物，如烧鹅、烧鸭、炸鸡、狗肉、牛肉类。高血压、高血脂患者，忌食肥肉、动物内脏及忌烟、酒。肝阳上亢见头晕目眩、烦躁易怒等，忌食胡椒、辣椒、白酒、大蒜、葱等辛热助阳之品。糖尿病患者，忌食高淀粉、高糖类的食物。皮肤病患者，忌食虾、蟹、咸水鱼、狗肉、牛肉等腥膻"发"物及辛辣刺激性食物。胃肠功能较差的患者，忌食芋头、花生、螺、蚬等碍胃、不易消化之物。痰多者，不宜吃过甜或肥厚油腻之品。感冒者，忌食温补滞邪之品，如山鸡、鹅、鸭、水鱼、羊肉等。结石患者，少吃菠菜、柿子，以及少饮矿物质丰富的水。虚火失眠者，睡前忌服浓茶、咖啡类提神醒脑之品。脾胃虚弱者，应忌食油炸黏腻、不易消化的食物。另外，温热类水果，如枣、栗、桃、杏、龙眼、荔枝、樱桃、石榴、菠萝等也应避免，至于橙、柑、橘等多吃也会酿生湿热。菠萝、芒果为过敏体质者之忌。甘平类水果，如葡萄、木瓜、橄榄、李子、梅、枇杷、山楂、苹果等则但吃无妨。

广东凉茶

第二章

百花齐放数凉茶

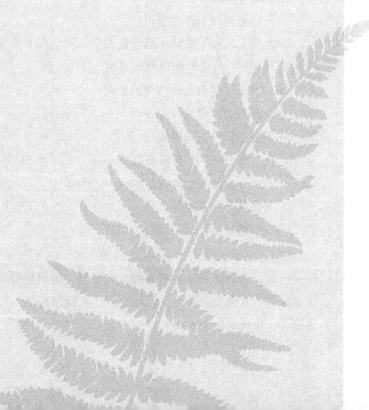

作为岭南文化的一个重要符号，凉茶有着悠久的历史和璀璨的文化，人们不仅关心它的历史，也更加注重它的未来。2006年5月，粤、港、澳21家凉茶生产企业拥有的18个品牌54个秘方及术语被国务院批准进入国家级非物质文化遗产之列。凉茶进入国家级非物质文化遗产名录后，无疑为这个行业的发展提供了很大的空间。

21家凉茶生产企业和18个品牌如下（排名不分先后）。

企业	品牌
广州王老吉药业股份有限公司	王老吉
广州养和医药科技有限公司	邓老
广州养和堂邓老凉茶有限公司	邓老
广州香雪制药股份有限公司	上清饮
广东健生堂保健品有限公司	健生堂
广州黄振龙凉茶有限公司	黄振龙
广东加多宝饮料食品有限公司	王老吉（现更名为加多宝）
英德市权祥凉茶有限公司 （佛山市徐其修凉茶有限公司）	徐其修
广东益和堂制药有限公司	沙溪
中山市嘉乐保健饮料有限公司	沙溪
东莞市春和堂食品有限公司	春和堂
广州金葫芦凉茶有限公司	金葫芦
广州白云山和记黄埔中药有限公司	白云山
广州星群（药业）股份有限公司	夏桑菊
深圳市宝庆堂食品饮料有限公司	宝庆堂
汕头市积士佳食品有限公司	老中医
广州润心堂凉茶有限公司	润心堂
李氏百草（珠海）有限公司	李氏
广州清心堂凉茶连锁有限公司	清心堂
广东杏林春凉茶有限公司	杏林春
佛山市顺德东方罐头有限公司	甘凉

当然，除此之外，其他一些民间凉茶在坊间也有着较高的声誉和口碑，如三虎堂凉茶、大声公凉茶、廿四味凉茶、祺瑞园凉茶、竹壳茶、金银菊五花茶、深宝凉茶、和其正凉茶等。

第一节 广州凉茶

一、药茶之王，百年魅力——广州"王老吉"

民间有语："广州凉茶满街巷，王老吉来三虎堂；更有神农癫痧茶，廿四味中妙药藏。王老吉，王老吉，四时感冒最使得，饮一茶啦最止咳。""王老吉"有着近 200 年的历史，素有"药茶王"之美誉，2006 年被国务院列入国家级非物质文化遗产名录。如今已"红遍全国"的"王老吉"有着怎样的历史积淀呢？

1. 穿越百年时空，"王老吉"寻根之旅

关于王老吉凉茶，最早见于文字记载的是中国近代史上的广东籍历史名人梁启超，在 1898 年至 1903 年赴美考察期间，他在《新大陆游记》中对"王老吉"有过正式点名："西人有喜用华医者，故业此常足以致富。有所谓王老吉凉茶，在广东每贴铜钱两文，售诸西人或五元或十元美金不等云。"

清道光年间，瘟疫肆虐岭南大地。广东鹤山县围敦乡田边村王泽邦（乳名阿吉），从小看着自己的乡亲承受这种痛苦，很是心痛，他为了救人，到处寻师访友，体验别人的偏方。据传在罗浮山，有位老道士告诉他一种叫岗梅的植物，对喉症特别灵验，曾经治好了多个患封喉症的人；在南华寺，有一个和尚教他了解了木蝴蝶、火炭母、金沙藤等本地产药材的功效；在桂林，他结交了一个神秘的哑药师及其弟子。他仿照"神农尝百草"的办法，竟以身试药，在清远飞来峡试瘴疠几乎丢了性命，幸得云游四海客居飞来寺的赖珍道士所救，并赠王泽邦一凉茶药方。他如获至宝，回乡救人。

当地喝了王泽邦凉茶的人，一个个竟都药到病除了。就这样，一传十，十传百，连附近村的都找阿吉取药。王泽邦在家乡因用凉茶救人，导致很多地方士僚都大为不满，有一财主趁王泽邦采药，将王泽邦劫回家中，威逼利诱，严刑拷打，逼其交出秘方，但王泽邦谨记道士嘱咐，说这茶没什么秘方，财主无奈，加之众多村民天天来找王泽邦，就将其放了。

王泽邦在乡下再也待不下去了，1828 年，他来到广州，在十三行靖远街（今文化公园东侧）开了间小店行医，并销售用葫芦状铜壶煮的凉茶。两个半人高的葫芦状铜壶，一排青花粗瓷大碗，墙上挂着火炭母、水瓜壳等干草药，这就

是早期王老吉凉茶铺的全部家当，卖的是"水碗凉茶"。当时那一带既是商家云集之地，又是码头搬运工、黄包车夫活动的场所。那些在生意场上争拗而上火的、在烈日下干粗重活的、在应酬中饮酒过多的、在长途贩运中中了暑湿的、烧烤煎炸食物吃多了的，都喜欢花两文铜钱买一碗王老吉凉茶消解，因此门庭若市、供不应求，很快在全市出现了很多王老吉凉茶的小贩，成为广州一大景观。从此，"王老吉"立起了"老老实实王老吉，清热解毒祛暑湿"的招牌，生意越做越火。正所谓"一方水土养一方人，一方草药治一方病"，当时有这样的民谣："常饮王老吉，饿死百家医。"1840年，王老吉凉茶铺前店后厂，生产王老吉凉茶包。"王老吉"成了广东凉茶的代名词。

2. 林则徐虎门销烟，"王老吉"清热解毒

相传道光十九年（1839年），林则徐（文忠公）到广州禁烟，由于忙于军务，操劳过度，不幸中暑困热、咽痛咳嗽，随行医生也无良方。林则徐听闻此间有一"王老吉"治风热有效，便微服来到十三行王泽邦药铺，仅一包感冒便愈，林则徐亲自登门答谢并问及姓名与所用之药。王老吉答道："人们都叫我王老吉，为你治病的是几味不值钱的草药。"林则徐感慨道："药无分贵贱，不值钱的草药煮成茶，却足见奇效。又能使人随到随饮，有病治病，无病防病，贫苦百姓更能受益。"

林则徐特命人送来一个大铜葫芦壶，上面刻着"王老吉"三个大金字，以此作为答谢。王泽邦把铜壶作为装凉茶的容器，摆在店中。于是，王老吉凉茶名声大振。许多卖凉茶的店铺争相仿效，也做一把葫芦状的铜壶摆放在店中。直到现在，摆放一个大铜葫芦都是不少凉茶店的标志。

随后的1841年1月20日，虎门战争爆发，清朝不得不急调湖南提督祥福率军来援，但祥军到广东后，不服水土，又多吃辣椒，火气攻心，病倒了一大片，而原来的守军在战火中已经唇焦口燥呼吸困难，情况危急。在当地军民的呼吁下，王老吉把凉茶配料尽数送到虎门和黄埔，并指挥乡民用几十只大锅煎煮凉茶劳军，数天之后，病皆痊愈。于是清军精神抖擞地扼住虎门和黄埔两个要塞。

3. 洪秀全赴考"王老吉"救命，天京保卫战"王老吉"劳军

相传太平天国的天王洪秀全起义前，曾在广州赴考，三次落榜后心情失落，肝火大作，不幸身染疫症，头晕身热，站立不稳，同窗买回王老吉凉茶给他饮用，很快就平安无事。

同治元年（1862年），天京保卫战打响。太平军很多将士是两广人，不适应

江浙的气候，湿热证流行，浑身酸痛无力，影响了战斗力。洪秀全想起王老吉凉茶，便派将领去广州找王老吉，买回大批包装王老吉凉茶，熬给将士喝，果然立见效果，将士精神抖擞、力量大增。天京保卫战取得胜利，王老吉凉茶应记一功。

4. 王老吉凉茶系列

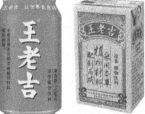

王老吉凉茶

(1) 王老吉凉茶

【配　　方】仙草、鸡蛋花、布渣叶、菊花、金银花、夏枯草、甘草。

(2) 广东凉茶颗粒（有糖型，无糖型）

【配　　方】岗梅、山芝麻、五指柑、淡竹叶、木蝴蝶、布渣叶、火炭母、金沙藤、广金钱草、金樱根。

【功　　用】清热解暑，祛湿生津。用于四时感冒，发热喉痛，湿热积滞，口干尿黄。

【注意事项】风寒感冒者不适用，其表现为恶寒重，发热轻，无汗，鼻塞流清涕，口不渴，咳吐稀白痰。不宜在服药期间同时服用滋补性中成药。

【小 贴 士】广东凉茶颗粒按非处方药进行管理。

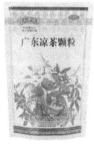

广东凉茶颗粒

(3) 外感平安茶

【配　　方】金丝草、连翘、广藿香、香薷、土荆芥、山芝麻、土茯苓、水翁花、金刚头、厚朴、枳壳、甘草、布渣叶、大腹皮、芒果核、大头陈、岗梅、葛根、地胆草、苦瓜干、茵陈、黄芩。

【功　　用】清热解表，化湿消滞。用于四时感冒，恶寒发热，周身骨痛，头重乏力，感冒挟湿，胸闷食滞。

【注意事项】不宜在服药期间同时服用滋补性中成药。

【小 贴 士】外感平安茶按非处方药进行管理。

二、精处妙方扶正气，细熬甘露济苍生——黄振龙凉茶

"精处妙方扶正气，细熬甘露济苍生"，走进黄底黑字、古香古色的"黄振

龙凉茶"店，你一定会驻足于这幅苍劲有力的对联之前，十四个字，简短精练，道出了黄振龙凉茶上百年来遵循的祖训，渗透出百年老字号厚重的传统历史文化和"黄振龙凉茶"创始人——"凉茶大王"黄振龙悬壶济世、普济众生的高尚医德。

1. 癍痧凉茶，料足功效灵

一个灶台、一口铜锅、一把柴火，如果你想去看看过去的人们是怎样熬制凉茶、蒸煮龟苓膏的，那一定要去岭南印象园，在那里的黄振龙展览馆，展示了20世纪20年代熬凉茶、蒸龟苓膏的作坊、用具；为病人把脉开处方的"诊桌"、抓药的"百子柜"；还有过去凉茶铺特有的"铜葫芦""鸡公碗"等物品。以及黄振龙在家乡广东三水的药材铺，旧时农村的"凉茶亭"。目睹这些古香古色的桌椅器具，宛如穿过时空隧道，回到了那个茶香四飘的年代。

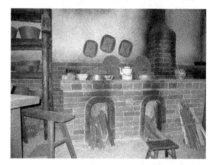

熬凉茶灶具

"黄振龙凉茶"创始人黄振龙先生出生在20世纪初，祖籍广东三水。黄振龙自幼就拜了当地著名的中草药医师为师，潜心学习中医药理论，研习各种中草药的药性。在行医过程中他观察到广东地区由于受地理和气候的影响，人们经常受湿、热、毒的侵害，容易引起上火、消化不良、厌食等情况。其中比较典型的症状之一就是癍痧症，又称痧胀或痧症。表现为皮肤出现紫红色或黑色的癍块和痧疹或全身感到酸胀痛楚。他开始琢磨取材于广东地区的特色药物，来泻火祛毒。经过长时间的研制，他选用了本地二十余种草药，精心配制，创制出著名的"癍痧凉茶"。由于癍痧凉茶有清热解毒、祛湿除癍、消暑散热、化痰止咳、开胃消滞的作用，尤其是对于癍痧症的防治具有显著的功效，很快就在当地有了名气，黄振龙在三水正式开始了他悬壶济世的生涯。

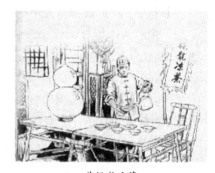

黄振龙凉茶

日本发动侵华战争后三水失陷，黄振龙来到肇庆，继续经营凉茶生意。身处乱世之中，空有济世救人的满腔抱负，却无奈生活的艰难。但是黄振龙一直怀抱着对梦想的追求，希望能再展宏图。抗战胜利后，黄振龙几经曲折，举家迁往广州，开始了广州的创业。终于在20世纪40年代中期，黄振龙在广州仁济路原

广东凉茶

北平酒店开设了他在广州地区的第一家凉茶铺，继续普济众生，声名远扬，被誉为"凉茶大王"。

2. 悬壶济世，凉茶现盛景

当年的黄振龙凉茶铺里，放在显眼位置的有一座大铜葫芦，里面盛装的是经过细火熬制的癍痧凉茶。别致的造型除了吸引过往客人的关注外，也寄托了黄振龙"悬壶济世""仁德济世"的心意。为了宣传自己的产品，他在自己的店堂里用扩音器叫卖，用留声机放粤曲给客人欣赏，还别出心裁，编了一首"黄振龙癍痧凉茶，发烧发热有喳拿"的口水歌，唱到街知巷闻。黄振龙一直怀有慈善之心，经常帮助一些孤苦无助的人，并常常向市民免费赠饮凉茶。一些有曲艺水平的失业人士也经常去光顾，为了答谢，会在店堂里表演一曲。时间一长，黄振龙就经常邀请他们去店堂表演，既在生活上接济他们一些，他自己的生意也因为这样的宣传而日益兴隆。到后来，甚至连许多粤剧名伶都成了他的座上常客。

黄振龙经营有道，推广手法也别出心裁，他特别订制印有"黄振龙凉茶"的背心免费赠送给黄包车夫，于是"黄振龙凉茶"的流动广告就走遍了广州城。最主要的是，癍痧凉茶良好的功效赢得了广大消费者的口碑，从20世纪40年代到60年代中期，广州市内由黄振龙主理的凉茶铺已经多达十几家。

曾经见过黄振龙凉茶盛况的老广州人回忆到：当年熬制癍痧凉茶，用一个足有半人高的铜罐，由三个工人轮流烧火慢慢煎熬，煮好后放在三个铜葫芦里售卖。每天慕名而来的顾客数不胜数，店里的伙计卖凉茶一只手要抓五只杯子才忙得过来，伙计一边卖，一边唱："饮番杯黄振龙凉茶，材料足，功效灵。"据说铺里铜葫芦里出凉茶的水龙头打开就几乎不用关掉。

3. 子承父业，凉茶更富强

传统的黄振龙癍痧凉茶是由火炭母、淡竹叶、岗梅、金钱草、大头陈、救必应、金盏银盘、五指柑等组成，虽然疗效确切，但药性偏寒，年老体弱、气血两虚者以及孕妇、儿童都不太适宜饮用，且味道偏苦。20世纪90年代中后期，黄振龙先生的后人黄富强继承了黄振龙癍痧凉茶的祖传秘方，并在此基础上发扬光大。新时代的黄振龙凉茶，根据现代人们的饮食习惯，将古老的传统配方经过现代化的研制和改进，同时根据不同季节、气候的变化，生产出十几个品种的保健饮料，以不同的口感和功效满足广大消费者，使其更加适应大众饮用，并于2006年被国务院列入国家级非物质文化遗产名录。

如今走到遍布广州的黄振龙凉茶铺前，人们可以根据自己的情况和口味进行选择，既可以喝招牌的"癍痧凉茶"，还可以挑选生津止渴、开胃消滞的"酸梅汤"，又或者是祛痰火除燥咳的"罗汉果五花茶"、止咳化痰的"菊花雪梨茶"、消暑祛热的"茅根竹蔗水"。除了一直沿用的散装杯即买即倒的售卖形式外，还有瓶装、易拉罐装，癍痧凉茶还有药材包装，让喜欢自己煲凉茶的消费者买回去自己煲，体验一下古人大碗凉茶的感觉。

4. 黄振龙凉茶系列

(1) 黄振龙癍痧凉茶

【配　　方】淡竹叶、岗梅、大头陈、金盏银盘、金钱草、救必应、五指柑等二十多种中草药。

(2) 黄振龙四季凉茶

黄振龙凉茶根据不同的季节可分为：

春夏健康之选：酸梅汤、金银花、罗汉果五花茶。

秋日去燥之选：火麻仁、茅根竹蔗水、菊花雪梨茶。

冬日养生之选：红枣桂圆茶。

三、祛火不伤身，喝就有感觉——邓老凉茶

邓老凉茶其实并不"老"，就其诞生时间而言，应该算是比较"年轻"的凉茶了，因此亦有人称之为"现代凉茶"。它的处方来源于"国医大师"邓铁涛先生多年行医御药的经验方，经现代技术加工研制而成。主祛辛辣之火、炎热之火、烟酒之火。其处方用药温和，祛火的同时亦不伤正气。

邓老凉茶倡导"未病先防、病浅先治"，充分体现了中医药预防与治疗并重的特色。邓铁涛先生根据多年的行医经验，在改革经典名方——五味消毒饮的基础上，针对都市气候环境及现代人快节奏的生活特征、饮食、体质等特点，增加了清热排毒、清肺润燥、护肝醒酒功能，减少了寒凉成分，研制了"现代茶道"新配方的"邓老凉茶"。

邓老凉茶由金银花、菊花、蒲公英、白茅根、桑叶、甘草6味中药配伍而成。配方中的金银花具有抗菌、抗病毒功效，对流感病毒有抑制作用，可以抑制炎症发生，并具有明显的退热作用；臣以野菊花，能增强清热解毒作用；蒲公英能利湿通淋，白茅根能清热利尿，二者使邪有出路；此外桑叶清肺润燥，白茅根

味甘能生津，使整方清热解毒又不会苦寒太过；最后使以"百药之王"甘草调和诸药。针对北方人的气候干燥，针对四川、湖南人爱吃辛辣的饮食习惯，针对上海人比较注重亚健康的心理等，邓老凉茶还根据不同地域"度身定造"了不同的凉茶配方。邓老凉茶系列包括：包装成品的草本清凉饮品、精华含片、无糖颗粒、有糖颗粒和蜜炼膏五种。现煲凉茶有滋阴降火茶、解毒消暑茶、清热解表茶、五花祛湿茶、清热暗疮茶、健脾补肾茶、酸梅汤、罗汉果茶、清咽利喉茶、止咳化痰茶、菊花雪梨茶、参菊茶、润燥茶、清咽利喉茶等。

邓老凉茶植物饮料（罐装）；邓老凉茶颗粒（有糖、无糖型）

【配　　方】金银花、菊花、蒲公英、桑叶、白茅根、甘草、白砂糖、水。

四、温柔祛火，甘甜润泽——夏桑菊

提起夏桑菊，没喝过的人可能以为是一种菊花，其实不然。夏桑菊是岭南地区一种常用凉茶，由夏枯草、桑叶、野菊花三味中药组成，具有清肝明目、清热解毒的作用。

1. 源自"桑菊饮"，加味夏枯草

夏桑菊原方来自清代温病学家吴鞠通《温病条辨》的经典名方"桑菊饮"，该方由杏仁、连翘、薄荷、桑叶、菊花、桔梗、甘草、芦根组成，可疏风清热、宣肺止咳。

关于夏桑菊的诞生，民间流传着这样一段故事。改革开放初期，广州这个大窗口吸引了许多外国商人，一时间广州外资企业搞得红红火火。有几个外国商人看中了广州凉茶，他们通过观察发现，广州大街小巷林立着许多的凉茶铺，大部分广州人都喜欢到凉茶铺喝上一碗，于是他们就想在中国订购凉茶颗粒，运回家乡销卖。于是他们在广州参观了当时的星群药业有限公司，看中了一种以桑叶、菊花为原料的颗粒，想起名为中国古方"桑菊饮"。当时我方技术人员指出，桑菊饮是中国传统古方，除了桑叶和菊花外，还有其他几味中药，所以命名为桑菊饮是不妥当的。后来有中药师提出除桑叶、菊花外，再加入一味夏枯草，夏枯草是民间常用的药材，夏天用来煲水饮，具有消暑降湿、利尿降压作用，对岭南人的"热气"尤为奏效。这个建议得到双方一致赞成，随后双方协议以三味草药的第一个字为名，于是夏桑菊就应运而生了。2006年夏桑菊被国务院列入国家级非物质文化遗产名录。

夏枯草苦辛寒，几千年前就被我们的祖先收载入《神农本草经》，入肝胆经而清肝泻火、散结消肿，草至自枯，故得此名，专治肝火上炎、肝经有热所致的目赤、目珠夜痛、头目眩晕，以及瘰疬、瘿瘤等病，为君药。又取桑叶、野菊花为伍，清代著名医学家吴瑭认为桑叶善平肝风，抑肝木之有余，亦走肺络而宣肺气；野菊花晚成，芳香味苦甘，二者均为清凉、宣泄之品，清透肺热，并清散上焦风热；与夏枯草合用，一方面可清肝热之有余，而明目止眩晕，另一方面又疏风散热而解除诸般症状。共奏清肝明目、疏风散热、解疮毒之功。

2. 温柔祛火，轻清润泽

如同它的名字一样，夏桑菊不温不火，清凉纯正，不伤正气；夏桑菊中含有的菊花、桑叶、夏枯草均为轻清之品，药性平和，中医认为"气有余便是火"，若不及时清热降火，久而久之可变生他证；但是清热降火又不可妄用苦寒太过，一则易伤及阳气，二则久服又伤阴液，反生燥证，这也正是为什么有些人服用了很长时间的苦寒猛药，嘴角干裂、口疮溃疡等症状没有明显消除，更易反复发作，人总觉得"热气"，其中苦寒太过，伤及了脾阳、胃阴是一个重要原因。夏桑菊降火是一方面控制住火势，另一方面又以苦辛、甘凉之桑叶、野菊花，使火不至复"旺"，滋润机体。

3. 夏桑菊凉茶

(1) 夏桑菊凉茶（有糖型、无糖型）

【配　　方】夏枯草、野菊花、桑叶、蔗糖（无糖型辅料为甘露醇和阿司帕坦）。

【功　　用】清肝明目，疏风散热。用于风热感冒、目赤头痛、头晕耳鸣、咽喉肿痛、疔疮肿毒等症。

【注意事项】服用期间忌食辛辣刺激之物；不宜同时服用滋补类中药；脾胃虚寒者慎用。

【小　贴　士】广东凉茶颗粒按非处方药进行管理。

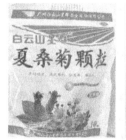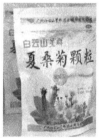

夏桑菊颗粒

(2) 夏桑菊饮料（罐装、利乐装）

【配　　方】夏枯草、桑叶、野菊花、甘草。

五、悬"葫"济世，福寿百年——广州老字号金葫芦

在广东，街头的转角、小巷子里的树荫下，散见很多卖凉茶的店铺。而金葫芦凉茶铺以其近百年的历史分布其中。或大或小，或精致或简洁的铺子，再加上一个亲切的笑容，一杯浓浓的凉茶，静静地承载着独特的凉茶文化。

1."金葫芦"之始——百寿春

时间追溯至清末，在广东省饶平县有一名医姓刘名论，人称"论生"，开了两间铺，行医卖药，名号"百寿春"。刘论先生膝下有两个儿子，二儿子姓刘名岳，人称"岳生"，岳生从小在"百寿春"药房打理药材，苦研中医中药，也成了当地的一代名医。广东省东部地区气候潮湿闷热，人们很容易患湿热性疾病，症状是口干舌燥、咽痛发热、周身骨痛等，特别在酷暑的季节，痧暑频发，人们备受煎熬，非常需要看医问药，但社会动乱，衣食难保，病人往往请不起大夫，只能忍受痛苦。当时二十五岁左右的岳生深深同情人们的痛苦，他根据当地瘴气湿热的气候特征，经过多年的探索，利用自己精湛的中医知识，配制出一种中草药汤剂，这种汤剂用大吊锅熬制出来，量大价宜，清热解毒、祛湿解暑效果良好，并且口感独特，"入口微苦，稍后甘"，一般人一年四季可常饮，且又起预防疾病作用，极大地方便了当地群众，当时这样一人一碗的汤剂成为"百寿春"老字号中药铺门前特有的景象。

2.葫芦卖药，悬"葫"济世

当地有一些略懂中医理论的大夫也开始钻研岳生的"凉茶"，也纷纷效仿煲制凉茶，由于配方不当，疗效均不太理想，且五花八门的凉茶让老百姓不知如何选择，而岳生的凉茶却久经考验，深得老百姓的认可。1935年，岳生的凉茶已在当地有十七八年的历史了，为了树立自己的口碑，岳生给自己的凉茶取名"金葫芦"，并制作一个大铜葫芦作为标志。当地人见到大铜葫芦时，就用一句常语"不知葫芦里卖的是什么药"来比喻岳生的配方与其他凉茶的不同之处。

3.一波三折，福禄百年

1939年，日军进犯饶平县，兵荒马乱，民不聊生，老百姓疲于奔命，集市生意日渐惨淡，而祖传的"百寿春"药铺也就此关门，"金葫芦"凉茶慢慢淡出集市，直至销声匿迹。

中华人民共和国成立后，"百寿春"药店重新营业金葫芦凉茶，但由于种种

原因，重新开业后短短五个月就又关门了。1999 年，金葫芦凉茶在广州重新开业，以其招牌凉茶"葫芦王"重新赢得了大街小巷的欢迎。"入口微苦、稍后甘甜"的独特口味继续为"自讨苦吃"的广东人消了火气。2006 年金葫芦凉茶被国务院列入国家级非物质文化遗产名录。现在的金葫芦凉茶，拥有众多系列，多个品种（见表 2-1），在凉茶界占有了一席之地。

表 2-1　金葫芦凉茶系列

分类	品种	作用
甜茶系列	竹蔗茅根茶	清热、生津、止渴、解暑
	菊花雪梨茶	清肝明目、清热润燥
	酸梅汤	生津止渴
	罗汉果五花茶	清热润肺、生津止渴
	清凉茶	清热解毒、生津止渴
苦茶系列	金葫芦凉茶	生津降火、生津解暑、祛湿除痧
	感冒茶	清热解毒，用于风热感冒
	润肺茶	止咳润肺、清热化痰
	利咽茶	解毒利咽，用于咽喉肿痛
龟苓膏系列	川贝龟苓膏	润肺祛燥，用于口干咽痛、烟酒过多
	灵芝龟苓膏	清热解毒
	芦荟龟苓膏	清热解毒
	秘制龟苓膏	清热解毒
	珍珠龟苓膏	清热解毒、润肠通便
草本健康饮品	姜枣茶	补气养血、调和营卫
	仙草蜜	清热祛火
	菊花柚子茶	清肝明目，清热润燥

六、清心养生，健康时尚——清心堂

在生活节奏愈快、工作压力愈大的今天，人们容易心烦不安、心火旺盛。广州老字号清心堂推出"清心养心"的概念，喝一杯凉茶，降降心火，恢复身心愉快，成了广东本地人的老习惯，并且成了居住在广东的外地人的新习惯，此正所谓"凉茶入口舒经络，心府提神延寿年"。

1906 年，名中医世家第十一代名中医詹泰来先生，以特色中草药为原料，结合了传统配方和祖传秘方，制成清心堂最初的凉茶。经历 100 多年的历史变迁，清心堂凉茶成为广州凉茶的老字号。2006 年清心堂被国务院列入国家级非物质文化遗产名录。清心堂凉茶有两个系列 10 余个品种（见表 2-2）。

表 2-2　清心堂凉茶系列

分类	品种	作用
苦茶系列	降火王	清热降火、解毒祛湿
	有点甜	降火散热、滋阴
	二十四味	清热解毒，用于热积上火、湿热消暑
	感冒茶	清热解毒、祛毒利湿，用于伤风感冒
	喉症汤	利咽化痰，用于喉咙肿痛、声音嘶哑
	常润茶	润肠排毒
	止咳化痰汤	止咳化痰，用于久咳不止、气促胸痛、喉痒痰多
甜茶系列	菊花雪梨茶	清热解毒、清肝明目、疏风散热
	罗汉果五花茶	祛湿化痰、清热润肺
	酸梅汤	开胃止渴、增强消化
	山楂开胃茶	健食开胃、消湿化积
	茅根竹蔗汁	清热利尿
	党参生地茶	补中益气、清热滋阴

七、源于口炎清，熬夜就喝它——白云山凉茶

随着广东凉茶的迅速走红，一些老牌医药企业也纷纷涉足凉茶行业。坐落在白云山脚下的广州白云山和记黄埔中药有限公司，利用天时地利人和，打出的第一张牌，就是其"大神口炎清"的"饮料版"。

1. 壮水之阴以制阳，寒而不凉口炎清

白云山凉茶产品组方来源于"白云山口炎清"颗粒，来自我国著名口腔专家、著名老中医黄铭楷教授贡献的精制秘方。黄铭楷教授是白云山凉茶的第七代传承人，年轻时曾留学法国，后回国担任广东省口腔医院院长。黄铭楷发现，医生对付口腔溃疡，常用激素、抗生素，疗效不甚理想，长期应用副作用也多。他想另辟蹊径，组搭中药新方。他有针对性地再研读了《黄帝内经》《神农本草经》《本草纲目》等经典著作，运用"壮水之阴以制阳"组方，精选出金银花、玄

参、天冬、麦冬、甘草这五味药，组成配方，取名"口炎清"。20世纪50年代后期开始应用，疗效显著，且价格低廉，受到患者好评。同时还根据祖传凉茶秘方，改进出更加适合现代人的新凉茶秘方。后来黄铭楷将两个配方都赠送给广州白云山制药总厂。口炎清颗粒具有滋阴降火、润燥生津、清热解毒、补脾益气的功能，其性寒而不凉、不伤脾胃，秋冬防秋燥，春夏祛暑湿。

2. 由"祛火"饮料到"熬夜"饮料

如今的白云山凉茶，已经从最初的"清凉清润，关爱易上火人群"中针对上火人群的策略转战熬夜市场。"熬夜就喝白云山凉茶"，过去老广们喜欢盛夏夜里一壶凉茶到深夜，如今现代人随着生活节奏的加快，越来越多的人加入到了熬夜的行列。中医认为，经常熬夜的人容易导致阴亢阳亢而产生上火、免疫力下降、肠胃不适、肥胖、皮肤干燥老化等阴虚内热的症状，此时喝上一罐清爽的白云山凉茶，滋阴清热，正如白云山上的习习凉风，岂不惬意。

3. 白云山凉茶系列

(1) 口炎清颗粒（有糖型、无糖型）

【配　　方】天冬、麦冬、玄参、金银花、甘草、蔗糖（无糖型辅料为可溶性淀粉、糊精、蛋白糖）。

【功　　用】滋阴清热，解毒消肿。用于阴虚火旺所致的口腔炎症。

【注意事项】

① 忌烟、酒及辛辣、油腻食物。

② 糖尿病患者及高血压、心脏病、肝病、肾病等慢性病严重者应在医师指导下服用。

③ 儿童、孕妇、哺乳期妇女、年老体弱者、脾虚便溏者应在医师指导下服用。

【小 贴 士】口炎清颗粒按非处方药进行管理。

(2) 白云山凉茶植物饮料系列（罐装、利乐装、瓶装）

【配　　方】天冬、麦冬、玄参、金银花、甘草。

(3) 白云山金银花露

【配　　方】金银花。

【注意事项】服药时饮食宜清淡；服用本药时，不宜同时服滋补性中成药；按照用法用量服用，婴幼儿应在医师指导下服用。

【小贴士】白云山金银花露按非处方药进行管理。

八、源于诃子泉，好喝不上火——上清饮凉茶

提到"上清饮"，很多喜欢足球的人肯定首先想到的是"深圳香雪上清饮足球队"。"上清饮"的凉茶身份，也随着人们对于足球的喜爱，被更多人所熟知。其实上清饮是广东地区的老牌凉茶，据说其秘方始创于明万历年间（公元1612年），距今有400多年历史，其历史渊源可谓久矣，2006年上清饮被国务院列入国家级非物质文化遗产名录。

上清饮凉茶是经历代医家研究逐步形成的以诃子为主药、结合清热解毒之草药、可供日常饮用的清热生津饮品。

据陕西省考古研究人员发现，唐朝时期我国就盛行一种叫"诃子汤"的饮品，是用新鲜诃子伴以甘草汲水煎制而成，饮之味香略甜，清热又解渴，又名"诃子泉"。

"诃子泉"起源于广州光孝寺。古时光孝寺内有一水井，井水清凉甘醇，对咽喉炎及燥热诸症甚有效，后经寺内住持发现，是由于井旁诃子林果实"诃子"掉落井中导致的。《岭南异物志》如是记载："每子时，有佳客至，则（光孝寺）院僧煎汤以延之。用新摘诃子五枚，甘草一寸，破土，汲井水同煎，色若新茶。""南海风俗尚贵此汤。""士大夫皆争饮之。"

上清饮凉茶独含诃子配方，诃子清热降火、润喉利咽，历代中医药名典均有记载。可"治痰咳咽喉不利""通利津液""黑髭发"，也是中药名方"清音丸"的主要成分。

(1) 上清饮凉茶

【配　　方】诃子、鸡蛋花、藿香、甘草、白砂糖、水。

(2) 上清饮素糖凉茶

【配　　方】诃子、鸡蛋花、藿香、甘草、三氯蔗糖、水。

九、怀德医人、润心泽人——润心堂凉茶

润心堂凉茶由张式毕老名中医创始。张老乃中医世家，他自小受父辈熏陶，学习各种中草药的药性与药理，感慨于中药的博大精深而毕生专注于中草药的研

究，精心配制"清火王""止咳痰""喉症汤""感冒茶""二十四味（廿四味）""罗汉果五花茶"等。主张对症下药。

① 润心堂苦茶系列——止咳化痰汤、喉症汤、感冒茶、廿四味、肠胃凉茶。

② 润心堂甜茶系列——竹蔗茅根汁、菊花雪梨茶、罗汉果五花茶、山楂开胃茶、酸梅汤、椰子汁、夏桑菊、鲜榨竹蔗汁。

③ 龟苓膏系列——天山雪莲润心膏、川贝枇杷龟苓膏、芦荟龟苓膏、人参龟苓膏、灵芝龟苓膏、秘制龟苓膏、野山菊龟苓膏、药制龟苓膏等。

十、怀旧老广州，大碗喝凉茶

1. 三虎斗狂龙，夜虎振威名——三虎堂凉茶

金色的茶壶，青花的大碗，盛上满满一碗自己熬制的黑色苦茶……这种旧式的广东凉茶曾陪伴了不少广东人长大。然而，这种卖旧式凉茶的老凉茶铺在广州已经越来越少。位于广州从化西宁路的"三虎堂"就是流传至今的一家祖传凉茶铺，这里依然沿用着古老的煎茶方式。铺前挂有一个品字形的三虎牌，牌上画的三只夜虎威风凛凛，十分醒目。它就是在民间"广州凉茶满街巷，王老吉来三虎堂；更有神农癍痧茶，廿四味中妙药藏"中提到的"三虎堂"凉茶，从这首民谣中可知"三虎堂"当年是与王老吉凉茶、黄振龙凉茶齐名的老字号。据传在"三虎堂"凉茶铺对面马路拐角处有一座"第一楼"茶楼，正门立有两条蟠龙柱，双方铺面对铺面，在风水上形成了"龙虎双争"，当时街坊笑称"惠福路三虎斗狂龙"，后茶楼倒闭，传闻三虎胜了双龙。从此"三虎堂"也名声大振。

三虎堂凉茶有上百年历史。创始人欧阳彪还是一名少年时，喜习医学，且人聪颖好学，他根据岭南地区人们疾病的特点，研究岭南特色草药，发明了一种凉茶，取名"三虎堂凉茶"，"三虎"就是欧阳彪中的"彪"字分拆成名的。

三虎堂凉茶主要成分有火炭母、枇杷叶、岗梅、淡竹叶、金钱草、金沙藤等，清热解毒、祛火除湿，药性温和，老少皆宜。20世纪50年代到70年代，三虎堂凉茶销量非常高。当时每碗凉茶只卖两分钱，凉茶包卖一毛钱。据说一天8个小时一共可以卖出700碗凉茶，如果节假日或者越秀山有足球赛，每日可以卖到180元。当地流传一种说法："感冒去医院睇病，医生话呢啲细病唔使嚟睇，去三虎堂饮两碗凉茶就好喇（感冒去医院看病，医生说这是小病不用看，去三虎堂喝两碗凉茶就好了）。"如今，三虎堂仍然沿用广州人传统的煲凉茶方法，一

个黄铜大葫芦，几口大锅，几个大茶壶，按分量放入各种药材煲，路人熟悉三虎堂标志的就会过来饮一碗。怀旧的人们常常喜欢到这里喝一杯凉茶，品味一下老广州的味道。

2. 烧煤煎煮，瓷碗盛茶——耕田公凉茶

另一家沿用老式煎茶方式的是海珠区洪德路一家有着近百年历史的耕田公凉茶铺。对于土生土长的广州人来说，这些老字号的凉茶铺除了浓浓的怀旧情结外，可能更多的还是长期建立起来的信任。

耕田公成立的准确年份，后人已无从考究。比较多的说法是创建于1930 ~ 1940 年期间。相信不少在河南（广州市海珠区）居住的祖辈的人对它一点都不陌生。祖辈"话他细细个就系呢度食嘅了"，直到他的子女"大大个了都仲系果度食嘅"。（他小时候都在这吃的，现在他孩子这么大了还是在这吃。）很多"老海珠"都是喝它的凉茶长大的。即使搬离了河南的老熟客还一直对耕田公的凉茶念念不忘，还会不时回来喝上一两碗。

耕田公凉茶铺的创始人叫谢志。话说当年还是小伙子的谢志，早年为了谋生就离开广州去香港的一间凉茶铺打工卖凉茶。虽然他并非出自医学世家，但是凭着自己的勤奋努力，几年后便学成了一套煎凉茶的方法。有了这些谋生的技巧，谢志便决定回广州自己开铺卖凉茶。当时就取名耕田公，还沿用至今。后来，"耕田公"被归并入国营单位海珠区饮食服务公司，谢志继续经营，直到去世。1985 年，该公司的老厨师叶姨承包了"耕田公"，接手经营至今。

如今的耕田公凉茶铺虽然经营已经多样化，但是仍然保持着旧式凉茶的底蕴。盛一杯凉茶在青花瓷碗里，混杂着中药味道的茶香，婆娑妖娆，仿佛令人穿越时空隧道，回到了那个遥远的时代。

十一、老企业，新凉茶——广州老字号制药企业的凉茶之旅

随着凉茶被列入国家级非物质文化遗产名录，凉茶产业的发展迎来了机遇。从传统老字号到新生品牌，都在利用此机会，开发凉茶。作为一些广州老字号制药企业，凭借自己的中医药文化底蕴和专业实力，也将触角伸到了凉茶这个领域。如今，潘高寿、陈李济、何济公都有了自己的凉茶品牌。

1. 温和派凉茶——陈李济植物饮料

"北有同仁堂，南有陈李济"，"陈李济"是曾与北京同仁堂、杭州胡庆余堂齐名的中华老字号。关于它的由来，曾经流传着一段佳话：话说明万历二十七年岁末，有南海西樵李升佐颇谙医道，在大南门已末牌坊脚（现在广州的北京路194号）经营草药店。是日乘船经商归来，船靠岸后，发现一包银两。李公虽是商人，并不因财昧义，而是在码头久候失主。等了片时，见一人焦虑灼灼遍寻四处。此人是广东南海县商人陈体全。他此行是收得货银回广州，船到广州后，匆忙上岸，将货银遗落在船上。李公当即将遗银璧还失主。陈感李高义隆情，品德诚实，意欲酬

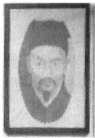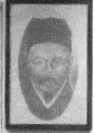

李升佐（左）陈体全（右）画像

报，被婉言谢绝，于是他诚恳提出，拿出遗金半数，投资于李经营的中草药店。李谦辞再三，终不能却，只好应允。于是，两人用红柬写下合伙文书，曰："本钱各出，利益均沾，同心济世，长发其祥。"并将其店号定名为"陈李济"，寓"陈李合作，同心济世"之意。自此，"陈李济"的店号就在广州城南双门底挂了起来。

陈李济植物饮料被称为是温和性凉茶，主要因为它是在传统凉茶配方基础上，根据现代人们的饮食习惯和岭南特有的气候条件改进了配方，由温性药材金银花、菊花、白茅根、荷叶、薏苡仁、蒲公英组成。一般的凉茶采用药性较寒凉的野菊花，而陈李济采用杭菊，品性纯正，药性温和。薏苡仁是常用中药，性味甘淡微寒，能够健脾祛湿、舒筋除痹。荷叶有扩张血管、降血脂、清热解暑作用。陈李济凉茶祛火气无寒气、凉而不寒，尤其适合于体虚、脾虚之人以及身体虚弱的老年人、妇女、儿童等人群。

陈李济植物饮料

【配　　方】金银花、菊花、薏苡仁、蒲公英、白茅根、荷叶。

2. 润派凉茶——潘高寿凉茶

潘高寿是一个有着上百年历史，并享有"止咳专家"美誉的老字号。潘高寿起源于清光绪年间（约公元1890年前后），广东开平人氏潘百世、潘应世兄弟在广州高弟街开设药铺，店号"长春洞"，即现在广州潘高寿药厂的前身。长春洞是前店后场式的药铺，前店卖药，后场制丸，10余人施工，进行作坊式生产。早期主要生产中成药蜡丸，如卫生丸、理中丸、保肾丸、白凤丸、镇惊丸等，为

宣传其制作的蜡丸有"药到回春""延年益寿"的药效，潘氏兄弟在店铺前挂起"长春洞潘高寿蜡丸"的招牌，以招徕顾客。因攀字与潘字的官话（亦称作普通话）谐音，故此既寓意"长春洞里攀高寿"，又点出了店属谁家，同时又祝愿潘家经营的长春洞药铺长盛不衰。潘高寿牌子由此面世，传遍寻常百姓家。

2006年，潘高寿发掘整理传统药方，精心研制出"潘高寿凉茶"。处方选用槐花、金银花、菊花、甘草、蜂蜜为主药，辅以桑叶、荷叶、蒲公英、胖大海、罗汉果等"药食同源"的药材。功效上突出润肺润燥，清润为主，清火为辅；口感上清香微甜。潘高寿凉茶是典型的润派凉茶。

潘高寿凉茶

【配　　方】水、白砂糖、菊花、金银花、桑叶、槐花、荷叶、蒲公英、甘草、蜂蜜、胖大海、罗汉果。

潘高寿凉茶

第二节　其他地区凉茶

一、认识洽洸徐其修，热湿感咳不用忧——清远徐其修凉茶

"上茶！入口清凉，消暑解渴，真系正！徐其修凉茶，百年品牌，值得信赖！"徐其修凉茶凭借百余年的悠久历史、五代祖传的独特配方和良好纯正的口感，成为清远及其毗邻地区深受欢迎的一款凉茶。

1. 其人集妙药，修道配灵方

徐其修，生于公元1870年，原籍广东省佛冈县龙山镇乐格村，自幼随父（徐就昌）在广东佛冈、广州等地经营凉茶铺，兼医治奇难杂症，有联书"其人集妙药，修道配灵方"。当时因药源不足，运输不便，后搬至广东省英德市洽洸继续经营凉茶铺（今天的徐其修凉茶总铺）兼行医习药。"徐其修"字号从1895年开始使用，至今已有百余年历史。

徐其修的凉茶主治大便秘结、癍痧伤寒、胸闷骨痛、感冒咳嗽、脾虚惊风、大热症等，被当地人美誉为"凉茶大王"。

徐其修凉茶经五代祖传，由其父徐就昌传至徐其修，后至徐其修后代徐尧记、徐国良，至徐星权、徐星祥兄弟时，更将祖传凉茶发扬光大。

2. 手捧祖上秘方，世代苦心经营

"认识洽洸徐其修，热湿感咳不用忧。"这是在粤北山区英德当地广为流传的古话。百年以来，"其修公"后人一直秉承祖训，依靠祖传秘方配制的草药凉茶维持生计。

徐星权、徐星祥作为凉茶世家的后人，学生时代便跟着父亲到英德各镇卖凉茶，搭炉生火，配草药煲凉茶售卖。1994年4月，二人在毗邻的西牛镇开了第一间分店。后又在英德英城镇、清远等地开设了多间徐其修凉茶店。经过几年的艰苦创业。1997年4月18日成立了洽洸镇首家私营企业。2006年徐其修凉茶被国务院列入国家级非物质文化遗产名录。徐其修凉茶涉及多种剂型，品种丰富（见表2-3），受到广大人民群众的喜爱。

表2-3　徐其修凉茶系列

分类	剂型	品　种	作　用
预包装凉茶	颗粒（袋泡茶）	徐其修凉茶颗粒（袋泡茶）	清热解毒，用于伤寒热症、瘰疬标蛇、咽喉肿痛、风火牙痛、口干舌燥、四时感冒等
		徐其修鱼腥草颗粒（袋泡茶）	清热解毒，用于四肢沉重、痢疾秘结、烟酒过多、腹痛吐滞、水土不服等
		徐其修溪黄草颗粒（袋泡茶）	清热解毒，用于四肢沉重、尿黄便秘、肝区不适、利胆退黄、烟酒过多、腹痛吐滞、水土不服等
		徐其修金银花颗粒（袋泡茶）	清热解毒，用于预防流感、风热感冒、肺燥咳嗽、湿疹暗疮等
	罐装饮料	徐其修凉茶饮料	清热解毒，用于咽喉肿痛、风火牙痛、口干舌燥等
		徐其修灵芝茶饮料	清热解毒，用于烟酒过多、痢疾秘结、腹痛吐滞等
	凉茶糖	徐其修凉茶糖（薄荷味）	提神醒脑、清咽润喉，用于口干舌燥、肺燥咳嗽等
		徐其修凉茶糖（姜味）	提神醒脑，用于舟车晕浪、口淡无味等
非预包装凉茶	苦茶类	凉茶王	清热利咽，用于咽肿喉痛、瘰疬伤寒
		祛湿茶	清湿利结，用于恶心腹痛
		感冒茶	清热利咽，用于咽喉发痒、热咳头胀

分类	剂型	品　种	作　用
非预包装凉茶	苦茶类	清咳茶	清热祛痰，用于痰多咳嗽、口淡气喘
		益肾茶	固精益肾，用于烦躁疲倦
		肝湿茶	清利湿滞，用于疏肝补脾
	甜茶类	参菊雪梨茶	清热利水、祛湿除滞
		罗汉果五花茶	清热解毒、润肺祛湿
		酸梅汤	平喘止咳、润肺祛燥
		火麻仁	清热降湿，用于四肢沉重、烟酒过多
	龟苓膏	薄荷龟苓膏	发汗解表、疏风散热，用于胸肋胀闷
		灵芝龟苓膏	滋补强壮、宁心安神、镇咳定喘
		芦荟龟苓膏	清热解毒，用于热结便秘、护肤养颜
		秘制龟苓膏	清热解毒，用于热病伤津、心燥烦渴
		田七龟苓膏	散瘀止血、消肿止痛，用于跌打损伤
		珍珠龟苓膏	益气滋阴、清斑减皱

二、饮誉百年，疗效为本——中山沙溪凉茶

　　中山人饮凉茶的习惯也有着悠久的历史，中山的沙溪凉茶是广东凉茶的老字号。沙溪凉茶始创于清朝末年，距今有百年的历史，是一种医治感冒、头痛、发热、伤寒等病症的良药。如今，一些长年漂泊在外的中山籍华侨回乡之后，第一件事就是找沙溪凉茶喝，临走，带出去的物品中必然有大袋的沙溪凉茶。在广大华侨心目中，沙溪凉茶不仅仅是一剂凉茶，它更代表了一种文化和一份亲情。

1. 百年积淀，重在疗效

　　黄汇，沙溪凉茶的创始人，沙溪塔园村人。出身贫穷，十五六岁起便自食其力。青年时期喜爱收集民间的中草药，利用外出四乡干活儿之便，自采几味草药为穷苦人家治病。清光绪十年间，他总结和整理出一条专医四时感冒、劳倦伤寒的验方，然后挂牌行医，自行采药和加工，用纸袋包装起来出售，包装上写有"沙溪伤寒圣茶，黄汇制造"的字样，当时人们称之为黄汇凉茶。到中华人民共和国成立以后，因国人都认为"百病皆由伤寒起"，而这种凉茶对感冒有效，黄汇凉茶也称为沙溪伤寒茶。由于药效良好，黄汇的小药铺当时经常出现排队购买凉茶的情形。黄汇因此家业渐大，后将自己的儿子黄国屏送进大学学医，黄国屏

继承父业后，把父亲开的小药铺改名为"黄潮善堂"，将茶名改为"伤寒圣茶"。后人为纪念黄汇，就将此茶以他的故乡命名——也就是沙溪凉茶。

沙溪凉茶主要由岗梅、金钮扣、蒲桃、臭屎茉莉、野颠茄等组成，功能清热解毒、疏风散热、宣肺止咳、化湿宽中，主治四时感冒、感冒伏热、外感传里、痰凝气喘、四肢骨痛、寒热交作、胸膈饱滞、劳倦伤寒等，主要用于治疗上呼吸道感染、急性支气管炎、急性扁桃体炎、咽喉炎、急性喘息性支气管炎等。沙溪凉茶方中药物药性平和，不寒不燥，四季皆宜，不但可以用于治病，对于暑天野外作业者、涉水淋雨者及嗜食煎炒、油腻者还可作为清凉饮料饮之。

沙溪凉茶经过百年的沉淀，其疗效有口皆碑。民间流传有一则海外趣闻，说的是1980年沙溪凉茶厂收到一封寄自塞拉利昂的来信，是一位香港船员李腾祥先生写的，他在信中说：7月间他在海上航行得病，船上医生束手无策，幸得船上有位中山籍船员，送了两包沙溪凉茶给他煎服，服后果然药到病除。船到塞拉利昂后，他立即写信给沙溪凉茶厂，盛赞沙溪凉茶的神奇功效，并请求给他邮寄30包凉茶到上海外轮代理处转交给他。

2. 沙溪凉茶系列

(1) 沙溪凉茶（煎煮茶和袋泡茶）

【配　　方】岗梅、金钮扣、蒲桃、臭屎茉莉、野颠茄。

【功　　用】清热，除湿，导滞。用于四时感冒，身倦骨痛，寒热交作，胸膈饱滞，痰凝气喘。

【注意事项】

① 忌烟、酒及辛辣、生冷、油腻食物。

② 不宜在服药期间同时服用滋补性中成药。

③ 风寒感冒者不适用，其表现为恶寒重、发热轻、无汗、头痛、鼻塞、流清涕、喉痒咳嗽。

④ 高血压、心脏病、肝病、糖尿病、肾病等慢性病严重者应在医师指导下服用。

【小 贴 士】沙溪凉茶按非处方药进行管理。

(2) 沙溪凉茶颗粒

【配　　方】岗梅、金钮扣、蒲桃、臭屎茉莉、野颠茄。

【功　　用】清热，除湿，导滞。用于四时感冒，身倦骨痛，寒热交作，胸膈饱滞，痰凝气喘。

【注意事项】谨遵医嘱。

【小 贴 士】沙溪凉茶颗粒按非处方药进行管理。

三、杏林美名远名扬，暖人暖心又暖胃——东莞杏林春凉茶

在东莞，"杏林"是人人皆知的老字号凉茶品牌，在2006年被国务院列入国家级非物质文化遗产名录。提到"杏林"，我们常常会想到报纸、杂志上经常提到的"杏林园地""杏林妙手"等词语，"杏林春"之"杏林"美名从何而来？它与中医又有怎样的渊源呢？

据说三国时期，战乱频繁，瘟疫流行，人们生活在战乱与疾苦之中，患有疾病的人更是饱受缺医少药的折磨。当时，东吴人董奉字君异，有很高的医技，与当时的华佗、张仲景齐名，号称"建安三神医"。据《三国志·士燮传》注引，交州刺史得恶疾昏死已经三日，董奉给他服用自制药丸，吃完后，昏死的刺史便神奇般地张开眼睛，手脚也能动弹，"颜色渐复，半日能起坐，四日复能语，遂复常。"类似的记载详见于《神仙传》中，由此可见董奉医术的高明。董奉虽然医术高明，但是给人治病从不收钱，只是说："如果要感谢我的话，请种一棵杏树吧！"几年后，董奉治愈患者成千上万，植下的杏树就有十几万株，郁然成林。杏子熟的时候董奉让所有来买杏的人拿稻谷换取，一斗稻谷一斗杏，董奉又把换来的稻谷全部救济穷困的百姓。董奉行医济世、植树成林、易谷赈贫的事迹感动了上天，派仙禽珍兽守护杏林，永葆杏树枝繁叶茂、果实累累、长期造福人间。渐渐地"杏林"一词演变成中华医学的代名词，之后又有了"杏林春满""誉满杏林"等成语，用来形容医生的医术高明和医德的高尚等。所以杏林春凉茶之所以取名为杏林春，是因为这之中包含了对自身品牌的期望和追求，想要自身像董奉一样行医济世，造福人间。

以前卖凉茶的三种模式：一是"盒仔茶"，就是将药料加工成碎末，制成大包或者小盒，顾客买回后用开水泡服即可；二是"大茶包"，即草药，顾客买回后要用煎药的方式煎煮才能服用；三是"十八味""廿四味"等，就是把已经煎好的凉茶装在盖有一片玻璃的碗中，供应街坊和过客。杏林堂在经营模式上打破了传统的界限，不仅在店铺装潢、门店环境、人员素质方面都颇具自己的特色，在产品质量保证和产品服务方面做到了"以人为本"。每每去喝凉茶，都会有服务人员详细询问你的病症，并献上一杯对症的凉茶：湿热证的，应饮"清热祛湿茶"；虚火上炎证的，应饮"虚火灵"；心火亢盛证的，应饮"清心火茶"。真正

做到了暖人暖心又暖胃。

四、秉承传统，凉茶本色——珠海李氏百草凉茶

李氏百草凉茶是岭南传统凉茶，有着悠久的历史。李氏百草凉茶的配方来源于珠海老中医李仲弼，其传承中医经典名方，根据岭南地区的气候特点，经过多年的实践，以清热、解表、祛湿的中草药，如忍冬藤、板蓝根、金钱草、鸡骨草、山芝麻、淡竹叶、火炭母、木棉花、田基黄、茵陈、岗梅等为主要原料，配制出廿八味凉茶、七星茶、五花茶、外感平安茶、传统廿四味、野藤茶、祛湿茶等多个品种。

与众多凉茶不同的是，李氏百草凉茶公司经营有传统的凉茶原药材，包装后，供人们购买以后拿到家里进行亲自熬制，即传统煎煮茶、袋泡茶，保持着老式凉茶的特色。除此之外，尚有颗粒剂和罐装饮料。

① 传统煎剂系列——外感午安茶、夏桑菊、祛湿茶、五花茶、广东凉茶、廿四味。

② 颗粒剂系列——小儿七星茶、野藤茶、廿八味。

③ 饮料系列——廿四味、野鸡骨草、平安茶。

五、长白山上老中医，温柔祛火不伤正——汕头老中医凉茶

"老中医"其实并不老，它是一种现代凉茶，采用传统配方、遵古法制、加入现代工艺研制而成，配方根据黑龙江省齐齐哈尔市名老中医"关老爷子"的处方，并参照现代凉茶配方组成。老中医凉茶主药均采自长白山原始森林，以鲜芦根、淡竹叶、鱼腥草、栀子、金银花等清热良药进行配伍，药性温和，祛火不伤正气，可清上中下三焦火盛，用于急火上攻引起的口腔溃疡、牙痛、疮疖口臭、便秘、头痛等症状。

老中医凉茶系列产品有：夏桑菊、廿四味、金银花茶、沙参玉竹茶、消食开胃茶、四季顺茶、换季解闷茶、祛湿茶、清热下火王、清凉喉宝茶、感冒茶、排毒养颜茶等。

(1) 老中医下火王凉茶

【配　　方】菊花、金银花、鲜芦根、淡竹叶、鱼腥草、鲜白茅根、栀子、白砂糖、水。

(2) 老中医女人凉茶

【配　　方】金银花、野菊花、山芝麻、栀子、白砂糖。

六、成药发祥地，甘凉入口茶——佛山凉茶

佛山素有"岭南成药发祥地""广东成药之乡""禅城古镇五朵金花"等美称。历代名医辈出，祖铺众多，选料上乘，提炼精湛，古方正药，疗效确切。据有关史料记载，祖铺老号建立于明代的就有梁仲弘等 4 家；始创于清代的就有刘贻斋等 40 家；在民国初开业的就有李广海等 45 家。很多为百年老字号店铺，历史悠久，根基深厚，已自成传统，各具特色。较著名的成药有梁家园少林药膏、马伯良七厘散、源吉林甘和茶、甘露园紫雪丹、冯了性风湿跌打药酒、刘贻斋卫生丸、黄祥华如意油、何福山黑鬼油等，佛山也是"保济丸""八宝如意油"等流传久远的知名中药的故乡。

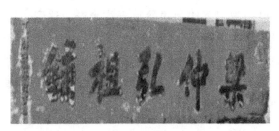

梁仲弘祖铺牌匾

成药业如此发达，作为岭南特色的凉茶自然必不可少。明清时期佛山是中国"四大名镇"之一，当时手工业和商业兴旺，尤其是陶瓷、冶铁、纺织、铸造等行业从业者众多，工人经常与重器、利器、沸水、烈火接触，再加上气候炎热潮湿，劳顿中暑者众多。喝凉茶成为人们生活中必不可少的部分。

源吉林甘和茶距今已经有一百多年历史，据《佛山市药业志》记载，源吉林甘和茶创始人源吉苏早年在佛山汾水铺聚龙街（今日之南擎街）经营"三昌颜料店"。清代光绪十八年（1892 年），源吉苏和他的两个儿子源文瑞、源文湛，一度看好经营中成药的远大前途及巨大的商机与潜力，即由时任中医师的源文湛拟

就一批中成药处方，其中有甘和茶、回春散、戒烟丸、牙痛水、肚痛丸等成药。经过半年多时间的准备，在三昌颜料店内，以流泽堂源吉林的牌子，生产和销售了上述几个中成药产品（主要集中力量在甘和茶）。当时，三昌颜料店主要经营是化工原料，兼营中成药。

源氏家族把握时机，突出甘和茶的特点，在珠江三角洲一带，采取试饮、赠饮施茶。即仿效赈灾施粥的做法，派出员工在珠江三角洲城乡一带和路边茶亭歇息处，将煲好的甘和茶免费请过路人饮用，并赠送少量成品，同时把广告纸到各地张贴和散发，持之以恒。就这样，经过一段时间的努力，甘和茶的影响逐渐扩大，其市场逐渐从珠三角伸展到粤东和粤西。这时甘和茶的基础已经稳固，生产开始具备规模。在清光绪二十四年（1898年），广东中北部一带发生流行性感冒蔓延，源氏家族动员全部力量赠饮送药，宣传甘和茶疏风清热的功效。甘和茶入口凉苦，饮后余甘，在酷暑天确实有清热祛暑、治疗风热感冒的效果。施茶者逢人便说："饮甘和茶入口苦的，是感冒未侵，饮之可以预防；入口微甜的，是感冒已侵，饮之可以治病。"这就越发吸引过路人跃跃欲试了。不少人在服用后，轻者获得痊愈，重者也减轻病症。而且，甘和茶迎合了大众购物追求物美价廉的心理，售价低至1个铜钱。患者在感激之余，有一传十、十传百地推介甘和茶的，有登门致谢的，也有致送牌匾、颂扬备至的，甘和茶的名声于是大振，也建立了一定的品牌效应。

这时，甘和茶的年产量达8万～10万盒，销到广东、湖南等地。至光绪三十一年（1905年），甘和茶的销售量呈直线上升，达到年销量20万盒以上，源氏兄弟情不自禁地说："甘和茶已经长大成人了。"源氏家族遂撤销了颜料业，决定在佛山专营甘和茶，并将店号正式定名为源吉林号。所产甘和茶，正式命名为源吉林甘和茶，红、绿、黑三色纸盒包装也固定下来，现在源吉林甘和茶在佛山、中国香港和新加坡都有销售。

源吉林甘和茶

【配　　方】紫苏叶、青蒿、香薷、薄荷、葛根、前胡、防风、黄芩、连翘、桑叶、淡竹叶、广藿香、苦丁茶、水翁花、荷叶、川木通、栀子、茵陈、粉草薢、槐花、威灵仙、苍术、厚朴、陈皮、乌药、布渣叶、山楂、槟榔、紫苏梗、龙胆、旋覆花、甘草、牡荆叶（嫩叶）、千里光（嫩叶）、玉叶金花。

【功　　用】疏风清热，解暑消食，生津止渴。用于感冒发热、头痛、骨节疼痛、食滞饱胀、腹痛吐泻。

【注意事项】谨遵医嘱。

【小 贴 士】源吉林甘和茶按处方药管理。

七、罗浮灵气，好味凉茶——广东罗浮山下的凉茶

罗浮山，位于广东省博罗县的西北部，总面积260多平方公里，海拔1296米。其山势雄浑，风光秀丽，四季气候宜人，被誉为"岭南第一山"。北宋苏东坡曾在这里作下"罗浮山下四时春，卢橘杨梅次第新。日啖荔枝三百颗，不辞长作岭南人"的名句，而使罗浮山闻名于世。

1. 罗浮十八面，面面有珍宝

罗浮山上属亚热带海洋性气候，四季如春，阳光充足，雨量充沛，全年无霜，气候条件十分有利于植物的生长，因此天然植物资源丰富，民谣云："罗浮十八面，面面有珍宝；若然无菖蒲，也产黄连和甘草。"早在两千年前，罗浮山就是全国闻名的中药集散地，"洞天药市"曾经盛极一时，药市绵延数里，成为古岭南四大市场之一。据统计，罗浮山有植物3000多种，其中如金耳环、罗汉果、鸡骨香、白半枫荷、七叶一枝花以及巴戟、黄精、灵芝、土人参等岭南常用药用植物就有1600多种。岭南地区常用凉茶的原料很多都可以在罗浮山上找到，"王老吉"的创始人王泽邦就曾经在罗浮山上寻找药物，用以制成凉茶，治病救人。

罗浮山上还盛产山茶。有一种长在罗浮山陡峭山峰的"企柳茶"，也称"云井茶"。这种茶在谷雨前采摘，"味略苦而清心沁脾，饮后舌本回甘"。

罗浮山有一间茶庵，每年春分前一日，山民便在茶庵过夜，春分凌晨便上山采茶，采回后，又经多种工序揉制成茶。据《广东新语》记载，这些茶："试以景泰泉水，芳香勃发，是曰罗浮茶。"宋朝淳祐年间逍遥子就有"罗浮茶"诗："少水仍将活火煎，茶经妙处莫虚传。陆颠所在闲题品，未试罗浮第一泉。"

去过罗浮山的人，一定尝过当地的一种"云雾甜茶"，它既非红茶，也非绿茶。茶色清透澄亮，入口纯滑，茶香四溢，后味甘甜，令人回味无穷。此茶在《罗浮志》卷二中有载："云雾甜茶，峒岷拣杂树中柚木者，摘其嫩叶捣为团，曝干如普洱茶饼一般，味甘性凉，以解暑热宿食最效。"历代罗浮山的和尚道士均将其作为养生的长年饮料。到罗浮山的游客，若是夏秋登高，这云雾甜茶更是清热解渴、消除疲劳的上好饮品。据传葛洪有一次来到名为酥醪峒之地，发现一种野生自然甘甜的植物树叶，咀嚼后咽其汁，让人感觉神清气爽，葛洪于是采回大量甜味树叶让百姓尝用，凡用者皆赞其神妙，后来葛洪在罗浮山其他地方也发现有类似甜味植物，但细品其味，却与酥醪峒的相差甚远，于是告知人们这种差

别，百姓得知后纷纷前去酥醪峒采回大量树叶晒干保存，然后日常用沸水浸泡饮之，更感甘甜沁心，心情舒畅，此后长期这样饮用就成了当地百姓的习惯，几年后人们欣喜地发现，身体比以前好了，常需求药的一些病症都不再出现，百姓于是称这种树叶为葛仙长命茶。葛洪通过长时间大量的实例验证总结了这种植物的作用，认为其可化积、宁神、除燥，服食可养生，并在其医学著述《金匮药方》中对此种甜味植物的性能与功用都作了详细描述。

罗浮山还有一种"仙人菜"（又名酥醪菜）。酥醪菜实为一种山芥菜，原是罗浮山北麓姓高、姓兰、姓黄的瑶民专门种植，因当地土质独特，酥醪菜整个生长过程都需浇灌山泉。收获时，又经细致的加工制作。当菜心长成三寸许时，砍下晒软；烫水时要快速，火候要到家，保持菜色青绿；晾晒时，用竹篾穿成一串，并经常翻晒，若遇阴雨连绵，山民便以炭火烘烤。制成的酥醪菜是一种金绿色的菜干，用作凉茶、上汤和炖品的饮料，汤色碧绿澄澈，菜质爽滑无渣，功效清心润肺，还有降血压的妙用，是老幼咸宜、寒暑可饮的佳品。这就难怪苏东坡在品尝之余，连声称赞其"肥美如羔"了。

2. 千年医药史，现代药企群

罗浮山的凉茶文化有着深厚的中医药文化底蕴，凭借得天独厚的地理条件和丰富的植物资源，罗浮山成为岭南医药活动肇始之宝地。史记最早开发罗浮药物资源的是医学家葛洪，他所著的《抱朴子》中说："篱陌之间，顾盼皆药。""草石所在皆有。"可见罗浮山的中草药遍地皆是，识者为宝，不识为草。葛洪曾上山采灵芝草入药，认为赤色的灵芝像珊瑚，黑者如泽漆，青者如翠羽，是可使人长生的灵芝药。早在1600年前葛洪就在《抱朴子·仙药》篇和《金匮药方》《肘后备急方》中记述了罗浮山丰富的中草药，其研制的"百草油""鲍姑凉茶"流传至今。

罗浮山有着如此优越的自然条件和深厚的中医药文化，孕育了现代中药企业的发展，罗浮山脚下坐落着多家医药相关企业，秉承岭南人擅饮凉茶的传统，这些企业利用罗浮山丰富的植物资源，结合现代科学技术，开发出了罗浮山凉茶颗粒、山地岗感冒颗粒、溪黄草凉茶、下火王凉茶、金钱草凉茶、二十四味、袋包茶、葛仙堂系列凉茶、双梅爽系列凉茶、乐贝儿系列凉茶和荭姿本系列凉茶等独具特色的凉茶。

3. 罗浮山脚下的凉茶系列

(1) 山地岗感冒颗粒

【配　　方】山芝麻、地胆草、岗梅、葫芦茶、金盏银盘。

【功　　用】清热，解毒。用于风热感冒引起的发热、头痛、咽喉肿痛。

【注意事项】忌烟、酒及辛辣、生冷、油腻食物；不宜在服药期间同时服用滋补性中药；风寒感冒者不适用，其表现为恶寒重、发热轻、无汗、头痛、鼻塞、流清涕、喉痒咳嗽。

【小贴士】山地岗感冒颗粒按非处方药进行管理。

(2) 葛仙堂系列

① 葛仙堂凉茶

【配　　方】罗浮山地产植物提取浸膏、鱼腥草、淡竹叶、白茅根。

② 降三高（葛仙堂甜茶）

【配　　方】罗浮山甜茶、罗浮山云雾茶等。

八、葫芦里的凉茶——紫金竹壳茶

竹壳茶、椒酱、砂锅一道被评为广东紫金的"三朵花"。其中竹壳茶，又称百草茶、葫芦茶，海外侨胞称之为"仙茶"，有400多年的历史，它并非一种植物，而是用10多种草药，通过特殊工艺加工而成的颗粒状凉茶，用竹壳包装成葫芦状，服用时其性味甘和可口，具有清热解暑、利尿除湿、健脾胃等功能。

1. 悬壶济世，延年益寿

竹壳茶的来历在民间流传着多种版本，其中流传最广的一种说法是竹壳茶由一老道士所创。据传清朝康熙年间，一云游四海传经布道的四川老道士，跋山涉水来到永安县（今紫金县境内）时，发现这里山清水秀，风景秀丽，是个清净养老之地，于是决定留下来安度晚年。老道士留下来后，利用自己医药方面的知识，在传经布道的同时，悬壶济世，治病救人，颇得当地人的敬重。老道士常常翻山越岭寻找良药，他把从山上采来

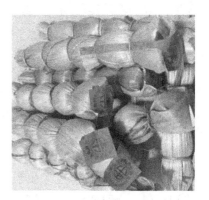

竹壳茶

的中草药精心配制成一种药，这种药因用从竹笋上剥下的壳包装，所以取名叫"竹壳茶"。

竹壳茶旧称葫芦茶，因它是以整片竹箨（竹壳）包扎成五个连珠，状如葫芦而得名，旧时，人们常常将葫芦茶底部贴上红纸标签，悬挂于店内出售，颇为引

人注目，是广东著名民间凉茶之一。

2. 道地药材，蒸煮而成

竹壳茶的原材料主要有鸭脚沐叶、金不换、救必应、金银花、鸡骨草、金钱草、葫芦草等，均是紫金当地山上很常见的中草药。制作工序简单。但竹壳茶的制作有它的独到之处，既不像铁观音、高山茶那样是炒出来的，也不像凉茶那样是煮出来的，它是经过蒸煮两道工序形成的茶叶。紫金地处山区，中草药资源十分丰富，人们从当地采摘原料，先将采来的鸭脚沐叶等原材料分别去土洗净，晒干后按一定比例配料，加适量水放入锅中蒸煮，直至水被煮干，经过蒸煮后的中草药烘干、搅碎成颗粒，再经过精选，竹壳茶就制成了。通过这种方法制作出来的竹壳茶清凉、醇香。紫金竹壳茶之所以长盛不衰，首先，在于它的配方，以鸭脚沐叶、金不换和救必应为主，功擅清热消暑、利湿消滞，用治感受暑热、感冒食滞、大肠湿热等病症。其次，紫金竹壳茶制作过程严格，尤其很讲究火候，一般以温火为主。再次，紫金竹壳茶在原材料的选取上也十分考究，只取优质的原材料才能煮出优质的竹壳茶。

竹壳茶

【配　　方】鸭脚沐叶、金不换、救必应、金银花、鸡骨草、金钱草、葫芦草。

九、悠悠凉茶情，澳门大声公——澳门大声公凉茶

到澳门旅游的人，一定会去卖草地街的大三巴牌坊。烈日当头，酷暑难当，由牌坊石阶逐级而下，会见到一家凉茶铺，铺面不大，古色古香的招牌，写有"大声公凉茶"，锃光瓦亮的铜茶壶，带着淡淡药味的茶香。如今，大声公凉茶已被列入澳门旅游名册中，成为澳门的特色，为越来越多的人所熟知。

澳门的凉茶铺可谓历史悠久，要考究凉茶的历史，可以翻开1958年的《澳门年鉴》，就专门有一章"生药凉茶"，罗列的凉茶铺有近30家，街头的凉茶档也逾百档，当时澳门人口只有15万，可见凉茶早已成了居民的日常饮料。澳门凉茶最早是由广州等地传过去的，早期中草药源于珠海、三灶、横琴或广州，每当村民闲余时便上山采药，再用车或船运回。买回来的草药经清洗和分类包装后，即可放至大藤篮中等待煎煮。据说煎药茶有秘诀：一是需将新鲜草药保存一年，借以去除其腥草味，再作煎煮；二是在卖凉茶前一日便开始煎茶，这样凉茶才够火候。当年的凉茶铺卖凉茶用碗盛载，上面盖上一块比碗口稍大的圆形玻

璃。玻璃内充满了蒸汽水点，意味着这碗凉茶够热。

旧式澳门街头凉茶铺林立，也有挑着担子边叫边卖的，相关书籍记载，炉石塘街的"大有益凉茶"和清平直街的"显记凉茶"曾经红极一时。如今仅存"大声公凉茶"演绎着澳门的凉茶文化。

大声公凉茶铺是澳门老字号凉茶铺，第一间大声公凉茶铺设于渡船街，距今已有200多年历史，最初都是售卖中草药和凉茶；第二间在镜湖医院附近，主要卖中草药；现在澳门只剩下位于卖草地街的第三分店仍营业，这里除了外感茶、竹蔗水、五花茶和廿四味等作为镇店之宝外，一些保健、养颜的如灵芝茶、健美茶，甚至糖水、甜品也有供应。卖了差不多半个世纪凉茶的吴老先生，为大声公凉茶铺的第三代传人。至于为何取名"大声公"，现在已无法考证，大概是因为早期卖凉茶时，挑一个大水壶，里面盛满了又苦又涩的凉茶，走街串巷，吆喝卖茶，声音洪亮，凉茶疗效又好，时间久了，街坊们就称他为"大声公"了。

如今的大声公凉茶，以其悠久的文化，与澳门本土文化早已融为一体，成为澳门的一道风景线。

第三章

岭南好药煲凉茶

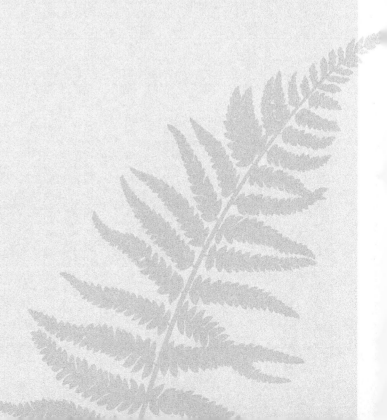

"岭南出好药"。岭南药是祖国医药宝库中的一朵奇葩，品种多，来源丰富，应用历史悠久，疗效确切。它源于岭南的特殊地理环境的孕育，得益于岭南人民的勤劳智慧。岭南多雨潮湿，夏热冬暖的气候也使岭南四季常绿，遍地生长着中草药，促生出了岭南中医药学中有显著地域特点的岭南草药学派。传统凉茶多用"青草"（当地称生草药为"青草"）制作，传统凉茶常用青草有70多种，或苦寒泻火除湿，或甘凉清热除郁火，或甘凉润燥。夏日来临，酷暑难当或是秋气肃杀、风干气燥，人们习惯于房前屋后、田野山村之间随手摘取几味鲜草药，熬出一锅凉茶，清热祛湿，甘凉润燥。如应用鲜马齿苋、积雪草、火炭母治疗痢疾；鲜桑叶、枇杷叶治疗咳嗽；萹蓄治疗皮肤湿疹，捣烂外敷治疗腮腺炎；青天葵治疗疮疡等等。这也就形成了岭南地区独具特色的用药习惯。其中孕育而生的凉茶以其简、便、验、廉的特点，凭借"天然、健康、快捷、方便"的饮食习惯，"饮"出了岭南人的健康。

白茅根

【来源】禾本科植物白茅的根茎。

【别名】茅根，兰根，茹根。

【产地】全国大部分地区均产。

【性状】干燥的根茎呈长圆柱形，长30～60厘米，直径0.2～0.4厘米。表面黄白色或淡黄色，微有光泽，具纵皱纹，节明显，稍突起，节间长短不等，通常长1.5～3厘米。体轻，质略脆，断面皮部白色，多有裂隙，放射状排列，中柱淡黄色，易与皮部剥离。无臭，味微甜。

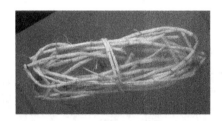

白茅根

【选购常识】以根条粗长、色白、甜味浓、无杂质者为佳。

【性味功效】甘，寒。归肺、胃、膀胱经。凉血止血，清热利尿。用于血热吐血、衄血、尿血，热病烦渴，黄疸，水肿，热淋涩痛，急性肾炎水肿。

【用法用量】水煎服。15～30克，鲜品加倍，以鲜品为佳。

【现代研究】现代研究表明本品含多量蔗糖、葡萄糖，少量果糖、木糖及柠檬酸、草酸、苹果酸等，又含21%的淀粉。具有止血、利尿、抗菌、抗肝炎、降血压、镇痛、抗炎等作用。

【使用注意】脾胃虚寒，溲多不渴者忌服。常规用量使用时偶有头晕、恶心、大便次数略增多等现象。因虚寒所致出血者、素体阳虚寒盛者不宜服用。孕妇禁用。

【常用凉茶方】

1.栀子茅根茶

［组成］栀子18克，鲜茅根120克（或干茅根36克）。

［用法］水煎，饭后微温服下，睡前服更佳。

［功用］适用于鼻衄。

2.茅根小蓟饮

［组成］白茅根、小蓟、藕节各30克。

［用法］水煎服，每日1剂，分2次服。

［功用］适用于热病出血。

3.白茅根茶

［组成］白茅根、车前子各30克。

［用法］上2味洗净，捣碎，置保温瓶中，冲入适量沸水泡闷15分钟，取汁和入白糖。不拘时代茶频饮。每日1剂。

［功用］适用于尿血血淋，小便热涩刺痛，尿色紫红，或夹有血块，或心烦、苔黄、脉滑数。

【小贴士】白茅根载于《本草经集注》《神农本草经》《名医别录》《新修本草》，皆以"茅根"名之，为常用中药及壮族民间药，为"邓老凉茶"组分之一。

布渣叶

【来源】椴树科植物破布叶的干燥叶。

【别名】崩补叶，泡卜布，山茶叶。

【产地】主要分布于我国广东、海南、广西、云南等地。尤以广东省分布广，产量大，资源丰富，广东的阳西、湛江是主产地。

【性状】叶片多皱缩或破碎。完整者展平后呈卵状长圆形或倒卵状矩圆形，长10~16厘米，宽4~8厘米。黄绿黄棕色，有短柄。前端渐尖，基部钝圆，稍偏斜，边缘具细齿，基出脉3条，侧脉羽状，小脉网状。叶脉及叶柄被柔毛。纸质，易破碎。气微，味淡，微酸涩。

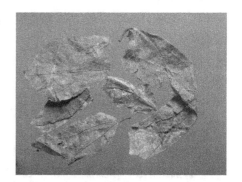

布渣叶

【选购常识】以叶片大而完整、色黄绿、少带叶柄者为佳。

【性味功效】甘、淡，微寒。归脾、胃、肝经。清热消滞，利湿退黄。用于感冒，食滞，湿热食滞之脘腹胀痛泄泻，湿热黄疸。近有用于急性黄疸型肝炎，单纯性消化不良。

【用法用量】水煎服。15 ~ 30克。

【现代研究】现代研究表明本品含生物碱、有机酸、糖类、酚类和鞣质。可增加离体豚鼠心冠状动脉流量，提高小鼠耐缺氧能力，延长缺氧鼠的存活时间，对垂体后叶素引起的大鼠急性心肌缺血亦有保护作用，还有抗衰老作用、杀虫作用。

【常用凉茶方】

1.布渣饮

[组成] 布渣叶30克。

[用法] 水煎服，每日1剂，分2次服。

[功用] 适用于暑湿感冒。

2.布渣止泻饮

[组成] 布渣叶、番石榴叶、辣蓼各18克。

[用法] 水煎服，每日1剂，分2次服。

[功用] 适用于消化不良、腹泻。

3.布渣化食茶

[组成] 布渣叶、岗梅、山楂、麦芽各9克。

[用法] 水煎服，每日1剂，分2次服。

[功用] 适用于小儿食欲不振、食滞腹痛。

4.布渣叶茶

[组成] 布渣叶10克，绿茶2克。

[用法] 将布渣叶和绿茶置保温瓶内，冲入开水1000克，当茶饮用，每日饮数次。

[功用] 消滞除积，和胃降逆。

【小贴士】本品为岭南习用草药。广东民间习惯用布渣叶煎茶作夏季饮料，谓有解渴、开胃作用。布渣叶也是著名成药"广东凉茶""甘和茶""六和茶""十味溪黄草颗粒""王老吉"和"仙草爽凉茶"等的主要组成药物之一。

车前草

【来源】车前科植物车前或平车前的干燥全草。

【别名】车前菜，牛舌草，车轮菜，猪耳草等。

【产地】各地均有栽培，其中以江西、安徽、江苏出产较多。

【性状】干燥全株长5 ~ 30厘米。直根圆柱状，具扭曲纵沟纹，稍弯曲，长3 ~ 7厘米，具数条支根及多数须根；表面棕褐色，粗糙。叶灰绿色或污绿色，皱缩，展平后呈长椭圆形、椭圆状披针形或卵状披针形，具明显弧形脉5~7条；顶端钝尖或渐尖，有不规则锯齿或远离小齿，两面多少具白色柔毛。穗状花序数条，顶端有残留蒴果和盖裂后的蒴瓣及宿萼，有时可见小花。气微，味苦而带黏液性。

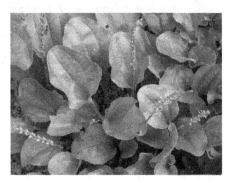

车前草

【选购常识】以叶多、灰绿色、具果穗者为佳。

【性味功效】甘，寒。归肝、肾、肺、小肠经。清热利尿，祛痰，凉血，解毒。用于水肿尿少，热淋涩痛，暑湿泻痢，痰热咳嗽，吐血衄血，痈肿疮毒。

【用法用量】9~30克，或鲜品30~60克，煎服或捣汁服；外用鲜品适量，捣敷患处。

【现代研究】现代研究表明本品含有桃叶珊瑚苷、芳香醇、香芹酚、车前苷、熊果酸、棕榈酸、β-谷甾醇等。具有利尿作用，能增加尿量，促进尿素、氯化物、尿酸等的排泄，有祛痰止咳、抗菌、降血压等作用。

【使用注意】精气不固虚滑者、孕妇禁用。

【常用凉茶方】

1.车前草利尿饮

[组成] 鲜车前草100克。

[用法] 捣烂后绞汁，加入适量蜂蜜调匀后服，每日1次。

[功用] 适用于小便不通。

2.车前薄荷饮

[组成] 鲜车前草30克，鲜薄荷15克，鸭蛋1个。

[用法] 先将前两种药加水煎煮后去渣，鸭蛋去壳放入药汤中煮熟后，少放盐，吃蛋喝汤，每日1次，一般2~3次。

[功用] 适用于风火牙痛。

【小贴士】

① 车前草名字的由来。据传当年汉将马武领兵伐匈奴，兵败被困，粮尽水竭，数万名将士众多患"血尿病"。唯有三匹战马因常啃路旁车辙上的无名小草，而幸免此疫。马武即下令全军煎服，几天内，患者痊愈，终于杀出重围。马武无限感慨地说："全军死而复生，全仗路旁车前之仙草也！"从此，人们把这种野草叫车前草。

② 车前草的叶片排列十分规则，每两片之间的夹角都是 137 度，利于获得充足的阳光。建筑师仿照这种结构，设计出螺旋式楼房，保证每间房屋在一年四季中都可以得到阳光的充分照射，成为深受人们欢迎的"采光"建筑。

③ 春季或夏季采集幼苗及嫩株，洗净后用开水烫熟，捞出切碎，加盐、味精、蒜泥、醋、香油或花椒油凉拌食之。或将车前苗去除杂质，洗净，用开水烫一下，挤干水分稍晾，用花椒、蒜片、葱花末炝锅后，放入该菜快速煸炒，其味亦很鲜美；或用洗净的车前苗，用开水烫后，加入鸡蛋、排骨汤中做汤食用；或者将洗净、烫过的车前苗去除水分，晾干，切碎，拌入肉馅及调味品做馅，可蒸包子、煮饺子、烙馅饼等，其馅十分鲜嫩；或者将车前草与大米同煮做菜粥食之。

臭草

【来源】芸香科植物芸香的干燥全草或茎叶。

【别名】芸香草，狗屎灵香。

【产地】我国南部多数地区。

【性状】分枝多。叶深裂或二至三回羽状，长 6 ~ 12 厘米，末回小叶或裂片倒卵状矩圆形或匙形，长 0.6 ~ 2 厘米，顶端急尖或圆钝，基部楔形，全缘或微有钝齿。茎叶表面粉白色或灰绿色，可见细腺点。揉之有强烈的刺激气味，味微苦。

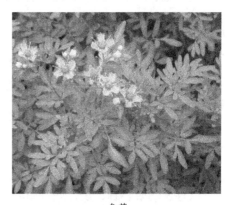

臭草

【选购常识】以枝幼嫩、叶多、色灰绿者为佳。

【性味功效】辛、微苦，寒。归脾、胃经。清热解毒，清暑祛湿，凉血散瘀。用于感冒发热，热毒疮疡，湿疹皮炎，外用治虫蛇咬伤、跌打损伤、疮痈肿毒。

【用法用量】12 ~ 30 克，水煎服。外用适量鲜品捣烂敷患处。

【现代研究】现代研究表明本品含生物碱、挥发油、黄酮类芸香苷及香豆精类等。具有抗菌、抗炎、兴奋子宫、解痉作用，对皮肤可引起光过敏，可治白癜风；解痉效力与罂粟碱相当。

【使用注意】臭草所含的挥发油，用于皮肤可引起烧灼感、发红和起疱，内服则引起剧烈胃痛、呕吐、衰竭、意识模糊、抽搐等。孕妇忌服。

【常用凉茶方】

臭草止泻饮

[组成] 臭草叶 30 克。

［用法］水煎服，每日 1 剂，分 2 次服。

［功用］适用于泄泻及小便不通。

【小贴士】用鲜臭草同绿豆、大米、红糖煲粥食用，可消暑散热、解疮痈热毒。广东民间在夏暑季节每用之做清凉饮料，故臭草在民间庭园多有栽培。

淡竹叶

【来源】禾本科植物淡竹叶的干燥茎叶。

【别名】碎骨子，山鸡米，金鸡米，迷身草。

【产地】主产于广东、海南、广西、浙江、安徽、湖南。

【性状】本品长 25 ~ 75 厘米。茎呈圆柱形，有节，表面淡黄绿色，断面中空。叶鞘开裂，叶片披针形，有的皱

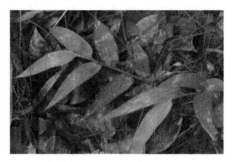

淡竹叶

缩卷曲，长 5 ~ 20 厘米，宽 1 ~ 3.5 厘米，表面浅绿色或黄绿色，叶脉平行，具横行小脉，形成长方形的网格状，下表面尤为明显。体轻，质柔韧。气微，味淡。

【选购常识】以叶片大、质柔软、色青绿、不带根和花穗者为佳。

【性味功效】甘、淡，寒。归心、胃、小肠经。清热泻火，除烦止渴，利尿通淋。用于热病烦渴，小便短赤涩痛，口舌生疮。

【用法用量】水煎服。6 ~ 9 克。

【现代研究】现代研究表明本品含芦竹素、白茅素、β- 谷甾醇、豆甾醇、菜油甾醇、蒲公英萜醇及氨基酸等。具有解热、利尿、抑菌等作用。

【使用注意】无实火、湿热者慎服，体虚者禁服。孕妇勿服。

【常用凉茶方】

1. 淡竹清心饮

［组成］淡竹叶 15 克，芦根 10 克，天花粉 10 克，麦冬 5 克。

［用法］水煎服，每日 1 剂，分 2 次服。

［功用］清心泄热，除烦止渴。适用于病毒性心肌炎、痤疮、漆疮等。

2. 竹茅饮

［组成］淡竹叶、白茅根各 10 克。

［用法］以沸水冲泡，盖严，温浸半小时，代茶频饮。

［功用］适用于血尿症。

【小贴士】

① 淡竹叶一药，始载于《本草纲目》。它不是淡竹或苦竹的叶（鲜竹叶），而是另一种草本植物"淡竹叶"的叶。由此可知，在明嘉靖以前一些常用的有竹叶等药所组成的方剂，它所用的竹叶，都是鲜竹叶，不是淡竹叶。鲜竹叶与淡竹叶两药都能清心除烦、利小便，但鲜竹叶清心热的效果较好，且能凉胃，又能用治上焦风热；淡竹叶的利尿作用较好，以渗湿泄热见长。现在一般药店中大都不备鲜竹叶，如处方只写竹叶，都配淡竹叶。如需用鲜竹叶，必须临时采集。

② 江苏地区有以鸭拓草的全草称淡竹叶，二者疗效不同，不宜混用。

地胆草

【来源】菊科植物地胆头的干燥全草。

【别名】苦地胆根，磨地胆，天芥菜，土柴胡，草鞋底，牛托鼻，土蒲公英，铺地娘。

【产地】主要分布于我国东南至西南部各省区。

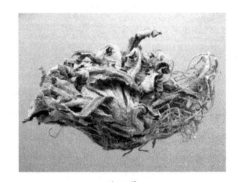

地胆草

【性状】根状茎长仅 1 ~ 2 厘米，下端丛生多数黄色须根。叶多为根生，近无柄，叶片纸质，皱缩，匙形或长圆状倒披针形，长通常 8 ~ 12 厘米或过之，灰绿色，疏被白色长硬毛，边缘具疏齿或近全缘。花茎自叶丛中抽出，高出叶丛之上，直而硬，稍扁，长达 25 厘米，被硬毛，断面中空；茎生叶极少。头状花序于花茎上顶生，花冠多脱落。

【选购常识】以叶多、色灰绿、无花者为佳。

【性味功效】苦，寒。归肺、肝经。清热解毒，利尿消肿。用于感冒，鼻衄，黄疸，肠胃炎，咽喉炎，肾炎。外用治湿疹，疔疮，蛇虫咬伤。

【用法用量】水煎服。10 ~ 15 克。

【现代研究】现代研究表明地胆草中含有地胆头内酯、羽扇豆醇、豆甾醇等成分。对金黄色葡萄球菌、大肠杆菌、绿脓杆菌、伤寒杆菌、痢疾杆菌等有抑菌作用，并有抗肿瘤作用及对白细胞有明显的抑制作用。

【使用注意】孕妇慎服。

【常用凉茶方】

1.地胆白眉茶

[组成] 苦地胆根、白豆（眉豆）各10克，糖少许。

[用法] 水煎服，每日1剂，分2次服。

[功用] 适用于中暑发热。

2.地胆茶

[组成] 鲜地胆草根20克。

[用法] 水煎服，每日1剂，分2次服。

[功用] 适用于风湿头痛。

3.地胆止泻茶

[组成] 地胆头20克，半边旗20克。

[用法] 水煎服，每日1剂，分2次服。

[功用] 适用于湿热腹泻。

【小贴士】

① 《本草求原》中记载地胆草："解暑热，治牙痛。"

② 地胆草全草及同属植物白花地胆草的全草均可作苦地胆使用，有凉血、清热、利水、解毒之功，常用于治疗鼻衄、黄疸、淋病、脚气、水肿、痈肿、疔疮、蛇虫咬伤等。鲜品效佳，如用于治指疗、乳痈，鲜地胆草全草适量，酌加甜酒酿糟同捣烂，敷于患处。

岗梅

【来源】冬青科植物梅叶冬青的干燥根及茎。

【别名】苦梅，山梅，点称星。

【产地】主产于广东、广西、湖南、福建、台湾。

【性状】近圆形或不规则块片状，厚0.5~12厘米，宽1.5~5厘米。外皮棕褐色或灰黄色，稍粗糙，微有皱纹，有多数白色的秤星状小皮孔，外皮薄，难剥

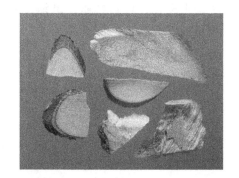

岗梅

落，剥去外皮处显灰白色或灰黄色，可见较密的点状或短条状突起。质坚硬，难折断，断面木部黄白色或淡黄白色，宽广，有细微放射状纹理及不规则环纹。气微，味先苦后回甘。

【选购常识】以片块厚薄均匀、质坚、断面色黄白者为佳。

【性味功效】苦、甘，凉。归肺、脾、胃经。清热解毒，生津止渴，利咽消肿，散瘀止痛。用于感冒发热，肺热咳嗽，热病津伤口渴，咽喉肿痛，跌打肿痛；近有用于术后感染，肺部感染，胆管感染，子宫内腹及附件炎症。

【用法用量】水煎服。15～30克。治跌打损伤可内服并外敷。

【现代研究】现代研究表明本品含桤酮甾醇、丁香脂素、19-去氢乌索酸等，具有抗菌、增加冠状动脉流量和心肌收缩力等作用。

【使用注意】岗梅性寒凉，寒性体质和脾胃虚寒的人群忌用，孕妇禁用。

【常用凉茶方】

1.岗梅汤

[组成] 岗梅100克。

[用法] 水煎服，每日1剂，分2次服。

[功用] 适用于流感、感冒高热、急性扁桃体炎、咽喉炎。

2.岗牡饮

[组成] 岗梅鲜根100克，臭牡丹根100克。

[用法] 水煎服，每日1剂，分2次服。

[功用] 适用于头目眩晕。

3.岗梅喉蛾散

[组成] 岗梅30克，陈皮6克，细辛3克。

[用法] 水煎服，每日1剂，分2次服。

[功用] 适用于双单喉蛾。

【小贴士】《岭南采药录》载：岗梅"清热毒，煎凉茶多用之"。广州王老吉凉茶，就是以岗梅为主要原料之一。

狗肝菜

【来源】爵床科植物狗肝菜的干燥全草。

【别名】青蛇，路边青，麦穗红，青蛇仔，羊肝菜。

【产地】主产于福建、广东、广西等地。

【性状】本品长30～80厘米，黄绿色。须根纤细。茎多分枝，呈不规则折曲状，节部膨大，表面具六条钝棱，呈膝状。单叶对生，多皱缩或破碎，完整叶片展平后呈卵状椭圆形，长2～7厘米，宽2～4厘米；顶端急尖至渐尖，全缘，

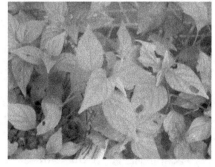

狗肝菜

基部楔尖。上表面叶脉有柔毛；下表面叶脉柔毛较少。叶柄面浅槽内被短柔毛。有的带花，有数个头状花序组成的聚伞花序生于叶腋，叶状苞片一大一小，倒卵状椭圆形，花二唇形。蒴果卵形。种子扁圆形，褐色，表面有小疣点。气微，味淡、微甘。

【选购常识】以枝茎嫩、叶多、色绿者为佳。

【性味功效】甘、苦，微寒。归肝、小肠经。清热解毒，凉血止血，生津利尿。用于治疗感冒发热，热病发斑，小便不利，暑热烦渴，便血，溺血，肿毒疔疮。

【用法用量】内服：煎汤，30～60克；或鲜品捣汁。外用：适量，鲜品捣敷，或煎汤洗。

【现代研究】现代研究表明本品含有机酸、氨基酸、糖类。具有解热、止血、保肝等作用，并能抑制金黄色葡萄球菌、溶血性链球菌。

【使用注意】脾胃虚寒者慎服。

【常用凉茶方】

1. 狗肝菜马齿苋汤

［组成］狗肝菜90～120克，马齿苋90～120克。

［用法］煎2小时，加食盐适量服。

［功用］适用于尿血。

2. 狗肝菜痢疾茶

［组成］狗肝菜、马齿苋各50克，败酱草30克。寒痢加党参、干姜。

［用法］水煎服，每日1剂，分2次服。

［功用］适用于痢疾。

【小贴士】粤东地区民间习惯用狗肝菜鲜品捣烂取汁，用冷开水冲服，治感冒高热，效果较好。

广藿香

【来源】唇形科植物广藿香的干燥地上部分。

【别名】土藿脊，刺蕊草，藿香。

【产地】按产地不同分石牌广藿香及海南广藿香。

【性状】本品茎略呈方柱形，多分枝，枝条稍曲折，长30～60厘米，直径

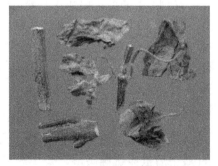

广藿香

广东凉茶

0.2 ~ 0.7 厘米；表面被柔毛；质脆，易折断，断面中部有髓；老茎类圆柱形，直径 1 ~ 1.2 厘米，被灰褐色栓皮。叶对生，皱缩成团，展平后叶片呈卵形或椭圆形，长 4 ~ 9 厘米，宽 3 ~ 7 厘米；两面均被灰白色茸毛；先端短尖或钝圆，基部楔形或钝圆，边缘具大小不规则的钝齿；叶柄细，长 2 ~ 5 厘米，被柔毛。气香特异，味微苦。

石牌广藿香枝条较瘦小，表面较皱缩，灰黄色或灰褐色，节间长 3 ~ 7 厘米，叶痕较大而凸出，中部以下被栓皮，纵皱较深，断面渐呈类圆形，髓部较小。叶片较小而厚，暗绿褐色或灰棕色。

海南广藿香枝条较粗壮，表面较平坦，灰棕色至浅紫棕色，节间长 5 ~ 13 厘米，叶痕较小，不明显凸出，枝条近下部始有栓皮，纵皱较浅，断面呈钝方形。叶片较大而薄，浅棕褐色或浅黄棕色。

【选购常识】均以茎粗壮、叶茂盛、不带须根、气香浓者为佳。

【性味功效】辛，微温。归脾、胃、肺经。芳香化浊，开胃止呕，发表解暑。用于湿浊中阻，脘痞呕吐，暑湿倦怠，胸闷不舒，寒湿闭暑，腹痛吐泻，鼻渊头痛。

【用法用量】水煎服，3 ~ 9 克。鲜品加倍，不宜久煎；或入丸、散。外用：适量，煎水含漱、浸泡，或研末调敷。藿香叶偏于解表，藿香梗偏于和中止呕。

【现代研究】现代研究表明本品含挥发油 0.28%，主要成分为甲基胡椒酚，占 80% 以上。并含茴香醚、茴香醛、d- 柠檬烯、对甲氧基桂皮醛、β- 蒎烯、3- 辛酮、3- 辛醇、对聚伞花烯等。具有抗真菌、抗钩端螺旋体、抗病毒、刺激胃黏膜、促进胃液分泌、帮助消化的作用。

【使用注意】阴虚者禁服。

【常用凉茶方】

1. 二香茶

[组成] 藿香 10 克，香薷 6 克，野菊花 15 克，青蒿 10 克。

[用法] 水煎服，每日 1 剂，分 2 次服。

[功用] 适用于上呼吸道感染发热。

2. 藿香水

[组成] 广藿香、佩兰各 15 克，薄荷 10 克。

[用法] 煮汤以代茶饮。

[功用] 适用于夏日暑湿型感冒。

【小贴士】广藿香是植物香料中味道最为浓烈的一种，通常用于东方香水中。其香味浓而持久，是很好的定香剂。广藿香香油中独特的辛香和松香会随时间推移而变得更加明显，这是已知香料中持久性最好的。现在有三分之一的高级香水都会用到它。

葫芦茶

【来源】豆科植物葫芦茶的地上干燥部分。

【别名】葫芦叶，咸鱼草，田刀柄，剃刀柄。

【产地】产于广东、广西等地。

【性状】全草长 60 ~ 100 厘米。茎略具三棱，红棕色至棕褐色，直径 3 ~ 5 毫米，嫩枝被毛；质脆，易折断，断面黄白色。叶互生，长椭圆形至披针

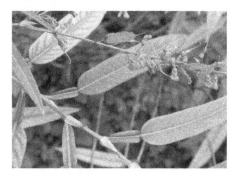
葫芦茶

形，长 6 ~ 12 厘米，先端尖，基部浅心形或圆形，黄绿色至灰黄色，革质，叶面平滑而略显光泽，叶背色暗，叶脉羽状，脉上具疏毛，叶柄长 1 ~ 3 厘米，具叶片状阔翅，翅宽 4 ~ 8 毫米；托叶红棕色，常包被于茎节处。偶见顶生或腋生总状花序，小花紫蓝色。气无，味淡。

【选购常识】以叶片多、叶面有光泽、色绿黄、不带花枝者为佳。

【性味功效】微苦，凉。归胃、大肠经。清热利湿，消滞杀虫。用于感暑发热，湿热积滞之脘腹满痛、消化不良，膀胱湿热之小便赤涩，水肿腹胀，钩虫、蛲虫、蛔虫病，妊娠呕吐，小儿疳积，疮疥。

【用法用量】15 ~ 30 克，水煎服。外用适量，捣汁涂或煎水洗。

【现代研究】现代研究表明葫芦茶的叶中含鞣质等成分，具有镇吐、抗菌、抗乙肝病毒的作用。

【常用凉茶方】

1.葫芦茶饮

[组成] 葫芦茶适量。

[用法] 水煎服，以代茶饮。

[功用] 清热止渴解暑，适用于暑季烦渴。

2.葫芦翁花茶

[组成] 葫芦茶 30 克，水翁花 30 克，大头陈 10 克，三叶鬼针草（金盏银盘）30 克。

[用法] 水煎服，每日 1 剂，分 2 次服。

[功用] 适用于暑湿感冒。

【小贴士】

① 本品叶片似葫芦，民间在夏季常用以煮水作茶饮用，故名"葫芦茶"。

② 葫芦茶具有杀虫作用。葫芦茶的 20% ~ 35% 水煎剂能杀灭蝇蛆、孑孓。葫芦茶虽能杀虫，但也容易生虫，若贮存于潮湿处，半年左右便会被虫蛀蚀殆尽。

③ 民间腌制咸鱼、肉类，放入本品，以防蝇蛆。

④ 葫芦茶根亦供药用。用鲜根 30 ~ 60 克水煎服，治痈肿、瘰疬；干根 15 克经煨后水煎服，治风热咳嗽。

火炭母

【来源】蓼科植物火炭母的干燥全草。

【别名】火炭毛，乌炭子，乌白饭草，火炭星，乌饭藤。

【产地】主产于广东、广西、海南、云南等地。

【性状】本品呈藤茎状伸延，长40 ~ 150 厘米。茎呈扁圆柱形，直径3 ~ 6 毫米，棕色至紫棕色，略具纵沟，

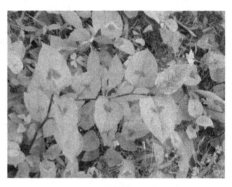

火炭母

嫩枝紫红色，节处有不定根，节间较长，节部膨大，紫色，质脆。老茎质坚实，易折断，嫩枝断面髓部明显，黄白色而疏松。叶互生，多皱缩或破碎，完整叶展平后呈卵状长椭圆形或卵形，长 5 ~ 10 厘米，宽 2.5 ~ 6 厘米；顶端渐尖，基部楔形、矩圆形或近心形，全缘或具细圆齿。两面近无毛，橘黄色或黄绿色，主脉两面隐约可见，有紫黑色或灰白色"V"形斑块纹，具柄。托叶膜质鞘状，抱茎，浅黄棕色。气微，味酸、微涩。

【选购常识】以叶多、色黄绿者为佳。

【性味功效】酸、甘，寒。归肝、脾经。清热利湿，凉血解毒。用于湿热泄泻、痢疾，黄疸，咽喉肿痛，湿热疮疹。

【用法用量】水煎服。15 ~ 30 克，鲜用加倍。

【现代研究】现代研究表明本品全草含蒽醌、黄酮苷，根和根茎含多种氨基酸，叶中含 β- 谷甾醇、山柰酚、槲皮素、鞣花酸等。具有抑菌等作用。

【常用凉茶方】

1.火炭母狗肝菜茶

[组成] 火炭母、狗肝菜、刺苋菜各 30 克。

［用法］水煎服，每日1剂，分2次服。

［功用］适用于细菌性痢疾。

2. 火炭母茶

［组成］火炭母30克。

［用法］水煎服，每日1剂，分2次服。

［功用］适用于急性黄疸型肝炎。

3. 火炭母暑湿茶

［组成］火炭母200克，金沙藤、地胆草各100克，甘草10克。

［用法］加水2000毫升，煎取药汁1000毫升。成人每次量200毫升，代茶饮。

［功用］适用于暑湿感冒。

【小贴士】本品是岭南民间常用草药。为王老吉凉茶和中成药腹可安主要成分之一。

鸡蛋花

【来源】夹竹桃科植物鸡蛋花的干燥花朵。

【别名】缅栀子，蛋黄花，大季花。

【产地】原产于美洲墨西哥。我国已引种栽培，广东、广西、云南、福建等省区有栽培。

【性状】干燥花朵，黄褐色至棕褐色，皱缩，主要为5枚大形旋转排列的花瓣。花瓣倒卵形，长约3厘米，宽约

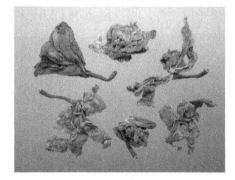

鸡蛋花

1.5厘米；下部合生成细管，长约1.5厘米。内藏雄蕊5，花丝极短；有时可见小的卵状子房。气醇香，味清淡稍苦。

【选购常识】以净花、干燥、色黄褐、气芳香者为佳。

【性味功效】甘，凉。归肺、大肠经清热解毒，利湿，止咳。用于预防中暑，肠炎，细菌性痢疾，消化不良，小儿疳积，传染性肝炎，支气管炎。

【用法用量】水煎代茶饮。3～9克。

【现代研究】现代研究表明本品含有鸡蛋花酸、苷类及挥发油等。水提液对兔、豚鼠、猫、小鼠皆有局部麻醉作用和非特异性解痉作用。

【使用注意】鸡蛋花乳汁有毒，误食易造成呕吐、腹泻、发热、恶心、嘴唇

红肿或心跳加速等。暑湿兼寒、寒湿泄泻、肺寒咳嗽者慎用。

【常用凉茶方】

1. 三花饮

[组成] 鸡蛋花、木棉花、金银花各9克。

[用法] 水煎服，每日1剂，分2次服。

[功用] 适用于细菌性痢疾。

2. 双花水

[组成] 鸡蛋花20克，菊花15克，冬瓜20克。

[用法] 水煎服，每日1剂，分2次服。

[功用] 适用于肝热眼黄。

3. 鸡蛋花茶

[组成] 鸡蛋花10克。

[用法] 水煎服，每日1剂，分2次服。

[功用] 适用于婴幼儿伤食腹泻。

【小贴士】

① 《岭南采药录》："治湿热下痢，里急后重，又能润肺解毒。"鸡蛋花可药用，是广东著名"五花凉茶"中的五花之一。

② 鸡蛋花是广东肇庆的市花。在我国西双版纳以及东南亚一些国家地区广泛栽植。鸡蛋花是热情的西双版纳傣族人招待宾客的特色菜。在热带旅游胜地夏威夷，人们喜欢将采下来的鸡蛋花串成花环作为佩戴的装饰品，因此鸡蛋花又是夏威夷的节日象征。

③ 鸡蛋花夏季开花，清香优雅，落叶后，光秃的树干弯曲自然，其状甚美。适合于庭院、草地中栽植，也可盆栽。木材白色，质轻而软，可制乐器、餐具或家具。

④ 鸡蛋花落户我国已有数百年历史，深圳平湖街道就有一株生长400多年的鸡蛋花古树，在广东地区常将白色的鸡蛋花晾干作凉茶饮料，有治湿热下痢、润肺解毒之功效，很受欢迎。鸡蛋花除了有白色的之外，还有红、黄两种，都可提取芳香油，用于调制化妆品和高级香皂。据最新报道，鸡蛋花的树液可以治疗一种受HIV感染或抗癌药物及电疗所引起的皮肤病。

鸡骨草

【来源】豆科植物广州相思子的干燥全株，除去荚果。

【别名】黄食草，细叶鸡骨草。

【产地】主产于广东、广西等地。

【性状】全草缠绕成扎。根多呈圆锥形，上粗下细，有分枝，长短不一，直径 0.5 ~ 1.5 厘米；表面灰棕色，粗糙，有细纵纹，支根极细，有的断落或留有残基；质硬。茎丛生，长 50 ~ 100 厘米，直径约 0.2 厘米；表面灰棕色至紫褐色，老枝无毛，小枝纤细，疏被短柔毛。偶数羽状复叶互生，小叶 8 ~ 11 对，青绿色，多脱落，小叶矩圆形，长 0.8 ~ 1.2 厘米，先端平截，有小突尖，下表面被伏毛。气微香，味微苦。

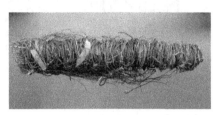

鸡骨草

【选购常识】以主根粗壮结节、质坚硬、茎纤细光滑、灰棕色、不带荚果者为佳。

【性味功效】甘、淡，微寒。归肝、脾、膀胱经。清热利湿，疏肝散瘀。用于湿热黄疸，膀胱湿热之小便刺痛，风湿骨痛；近常用于治疗黄疸型肝炎。

【用法用量】水煎服。15 ~ 30 克。

【现代研究】现代研究表明本品含相思子碱、甾醇化合物、黄酮类等。具有抑菌、抗炎、增强免疫力等作用。

【使用注意】本品种子有大毒，须将豆荚全部去除，以免中毒。虚寒体弱者慎用。

【常用凉茶方】

1.鸡骨草茶

[组成] 鸡骨草 50 克。

[用法] 水煎服，每日 1 剂，分 2 次服。

[功用] 适用于急慢性肝炎。

2.鸡骨草丹参茶

[组成] 鸡骨草 30 克，丹参 15 克。

[用法] 水煎服，每日 1 剂，分 2 次服。

[功用] 适用于酒精性肝硬化。

3.鸡骨草黄疸茶

[组成] 火炭母 30 克，鸡骨草 30 克。

[用法] 水煎服，每日 1 剂，分 2 次服。

[功用] 适用于湿热黄疸。

【小贴士】

① 两广民间用鸡骨草来治疗黄疸病的历史由来已久，在《岭南采药录》《岭南草药志》等书中均有记载。

② 同属植物毛鸡骨草的干燥全草，药材称大叶鸡骨草，有的地方亦作鸡骨草入药。据临床验证，功效与鸡骨草相似。其主要性状特征是：全草密被黄色长柔毛，根细小；茎枝草质，较长而软；小叶 11 ~ 16 对，叶形较大，小叶长12 ~ 24 毫米。

积雪草

【来源】伞形科植物积雪草的干燥全草。

【别名】崩大碗，崩口碗，雷公根，老公根，钱凿口。

【产地】主要分布于广东、广西等长江以南各省区。

【性状】常缠绕成团。茎纤细，有纵皱，土黄色或黄绿色，节间较长，节处生不定根；宿生根较肥厚粗短。单叶互生，具长柄，黄绿色，完整者展平后

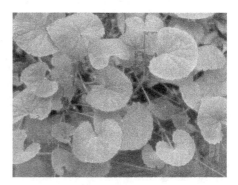

积雪草

略呈肾形，长宽 1.5 ~ 2.5 厘米，纸质，边缘有钝齿，基部有一明显缺口。气微，味甘淡。

【选购常识】以叶片多、绿色者为佳。

【性味功效】苦、辛，寒。归肝、脾、肾经。清热解毒，利湿消肿。用于感冒高热，湿热黄疸，中暑腹泻，砂淋，血淋，痈肿疮毒，跌打损伤。外用治刀伤出血，毒蛇咬伤；近有用于外治烧伤溃疡、皮肤溃疡、手术伤口、瘢痕增生及硬皮病。

【用法用量】15 ~ 30 克（鲜品加倍），水煎服。外用适量鲜品捣烂敷或用积雪草制剂涂、敷患处。

【现代研究】现代研究表明本品含积雪草苷、参枯尼苷、异参枯尼苷、羟基积雪草苷等，以及马达积雪草酸、积雪草糖、山奈酚、槲皮素等。具有抑菌、解痉、镇静等作用。

【使用注意】虚寒者不宜服用。

【常用凉茶方】

1. 积雪草祛暑茶

[组成] 积雪草、旱莲草、青蒿（均鲜）各 10 克。

[用法] 捣烂取汁，用冷开水冲服。

[功用] 适用于外感暑热、鼻炎。

2. 积雪草桑叶茶

［组成］鲜积雪草60克，地桃花30克，桑叶30克，金丝草30克。

［用法］水煎服，每日1剂，分2次服。

［功用］适用于流行性感冒。

3. 积雪草溃疡饮

［组成］积雪草10克，半边莲10克。

［用法］水煎服，每日1剂，分2次服。

［功用］适用于心脾热盛型口腔溃疡。

【小贴士】积雪草又称"生命的奇迹之药"。积雪草是产于印度、日本、中国、印度尼西亚、南非、斯里兰卡和南太平洋岛屿的多年生植物。该植物无臭无味，多生长于水边。其具小的扇形绿叶和白色或微粉紫红色花朵，结小颗椭圆果实。积雪草的茎叶可用于医药用途。

广金钱草

【来源】豆科植物广金钱草的干燥地上部分。

【别名】落地金钱，马蹄香，假花生。

【产地】分布于福建、湖南、广东、广西、四川、云南等省区。

【性状】本品茎呈圆柱形，长可达1米；密被黄色伸展的短柔毛；质稍脆，断面中部有髓。叶互生，小叶1或3，圆形或矩圆形，直径2～4厘米；先端

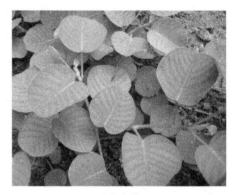

广金钱草

微凹，基部心形或钝圆，全缘；上表面黄绿色或灰绿色，无毛，下表面具灰白色紧贴的绒毛，侧脉羽状；叶柄长1～2厘米，托叶1对，披针形，长约0.8厘米。气微香，味微甘。

【性味功效】甘、淡，凉。归肝、肾、膀胱经。利湿退黄，利尿通淋。用于黄疸尿赤，热淋，石淋，小便涩痛，水肿尿少。

【用法与用量】水煎服。15～60克。

【现代研究】现代研究表明本品全草含大豆皂苷，大豆皂醇E，新西兰牡荆苷-1，新西兰牡荆苷-3和夏弗塔雪轮苷，多糖等成分。具有抗泌尿系结石作用、利尿作用；对心血管系统具有保护作用；体外能抑制血小板聚集，拮抗体外血栓形成；具有抗炎、镇痛、益智作用。另外还有显著利胆作用。

【使用注意】孕妇忌服。

【常用凉茶方】

广金钱化石茶

[组成] 广金钱草 60 克，穿破石草 15 克。

[用法] 水煎服，每日 1 剂，分 2 次服。

[功用] 适用于尿路结石。

【小贴士】广金钱草与金钱草为两种药材，不能通用，后者为报春花科植物过路黄的干燥全草。

金盏银盘

【来源】菊科植物三叶鬼针草或金盏银盘的干燥全草。

【别名】鬼针草，盲肠草，一包针。

【产地】主产于广东、广西等地。

【性状】三叶鬼针草：全草长 30 ~ 100 厘米，有分枝。主茎略呈四棱形，直径 3 ~ 8 毫米，黄绿色至棕褐色，具细纵棱线。质较硬而脆，易折断，断面黄白色，纤维性，中央有白色髓或中空。一回羽状复叶，对生，上部

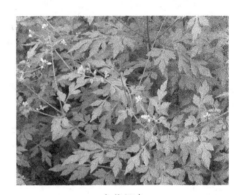

金盏银盘

叶片多为单叶；小叶 3 ~ 5 片，通常为 3 片，多皱缩或破碎，完整叶片展平后呈卵形或卵状椭圆形，长 1.5 ~ 5 厘米，青黄色，边缘有锯齿。具叶柄，薄纸质。常见有头状花序残存于顶端或叶腋，具较长花梗，舌状花白色或黄色，管状花多数黄色；花多脱落，只残留绿色圆形花托或已结成瘦果 10 余个，呈束针状。瘦果具四棱，顶端有 2 ~ 4 条具倒刺毛的芒刺。气微，味淡。

金盏银盘：叶为二回三出羽状复叶，两面被疏柔毛，瘦果较长。

【选购常识】以干燥、无杂质者为佳。

【性味功效】甘、淡，微寒。归肺、心、胃经。疏散风热，清热解毒。用于风热感冒，乳蛾，肠痈，毒蛇咬伤，湿热泻痢，黄疸；外用治疖疮，痔疮。

【用法用量】15 ~ 30 克，水煎服。外用适量，捣烂敷患处或煎水熏洗患处。

【现代研究】现代研究表明本品地上部分主含 1- 苯基环庚三烯、亚油酸、亚油烯酸、木栓酮、木栓醇；叶含挥发油。具有抗菌、抗微生物、利尿、抗蛇毒作用。

【使用注意】女性月经期间忌服。

【常用凉茶方】

1. 金盏银盘饮

［组成］金盏银盘50克。

［用法］取鲜品，水煎服，每日1剂，分2次服。

［功用］适用于流行性感冒。

2. 鬼针虚劳饮

［组成］鲜金盏银盘（三叶鬼针草）50克，紫金牛、龙芽草、六月雪各25克。失力另加枣7个。

［用法］水煎服，每日1剂，分2次服。崩漏、吐血者忌服。

［功用］适用于虚劳、失力、黄胖。

【小贴士】同属近缘种鬼针草，生境、功效近似，全国均有分布。二者均为岭南常用草药，亦为壮族民间常用药。

救必应

【来源】冬青科植物铁冬青的干燥树皮。

【别名】白银树皮、白银香、山熊胆。

【产地】东南部至西南部各省。

【性状】呈卷筒状或卷曲的长片状，长短不一，厚0.3～1.5厘米。外表面青灰白色、灰黄色或灰褐色，粗糙，常有横皱纹及灰白色斑块；内表面具细纵皱，稍平滑而微有光泽，棕褐色或黑褐色。质坚而脆，可折断，

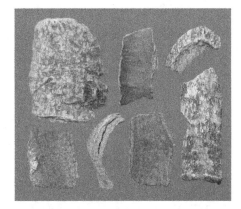

救必应

断面稍平坦，略颗粒性，黄棕色或棕褐色。气微香，味苦微涩。

【选购常识】以皮厚、片大、苦味浓者为佳。

【性味功效】苦，寒。归肺、脾经。泻火解毒，清热利湿，行气止痛，凉血止血。用于感冒高热，咽喉肿痛，湿热泻痢，胃脘气痛，湿火骨痛，血热咯血、吐血、便血、尿血。外用治跌打损伤，烧烫伤及外伤出血。

【用法用量】9～15克，水煎服。外用适量，研末调敷患处。

【现代研究】现代研究表明本品含救必应酸、3-乙酸齐墩果酸、丁香醛、丁香苷、长梗冬青苷β-谷甾醇、黄酮苷、酚类、鞣质、三萜苷等。具有止血、抗

菌、收缩血管平滑肌、松弛肠道平滑肌的作用。

【常用凉茶方】

1. 救必应瘰疬茶

[组成] 救必应 60 克, 山豆根 30 克, 龙牙草 30 克, 路边菊 60 克。

[用法] 水煎服, 每日 1 剂, 分 2 次服。

[功用] 适用于瘰疬、绞肠痧。

2. 救必应茶

[组成] 救必应 30 克。

[用法] 水煎服, 每日 1 剂, 分 3 次服。

[功用] 适用于外感风热头痛。

3. 救必应胃炎茶

[组成] 救必应 9 克, 黑老虎 15 克, 鸡骨草 5 克, 海螵蛸 15 克。

[用法] 水煎服, 每日 1 剂, 分 2 次服。

[功用] 适用于慢性胃炎。

【小贴士】

① 采收时不能环剥树皮, 应当间隔纵剥, 而且采收总量不可超过树皮总量的 1/3, 否则会造成植株死亡。

② 铁冬青的根皮与树皮同等药用, 叶多为鲜用。《广东中草药》载: "治疮痈疖肿, 可用铁冬青鲜叶擂烂涂敷。"

苦丁茶

【来源】冬青科植物大叶冬青的干燥叶。

【别名】苦灯茶, 大冬青叶, 大叶茶。

【产地】主产于广东省的西部与北部及广西、湖南、湖北等地。

【性状】本品多破碎, 完整叶片展开后呈长椭圆形或长倒披针状椭圆形, 长 6 ~ 25 厘米, 宽 3 ~ 8 厘米。顶端渐尖或钝, 基部渐狭, 边缘疏生如刺状小锯齿, 齿的尖头黑色, 略反曲。上表

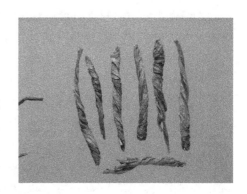

苦丁茶

面青黄色或青灰色, 光滑发亮, 中脉凹入; 下表面颜色稍浅, 常有皱缩纹, 中脉凸出, 网脉可见。叶柄长约 1 厘米, 革质, 厚而硬。气微, 味苦、微甘。

【选购常识】以叶片大、色青黄、味苦者为佳。

【性味功效】苦、甘，寒。归肺、肝、胃经。疏风清热，除烦止渴，消食化痰。用于热病烦渴，风热头痛、牙痛、目赤，聤耳流脓，湿热痢疾，食滞有痰。

【用法用量】开水泡服或水煎服。6～9克。

【现代研究】现代研究表明本品含香树精、羽扇豆醇、蒲公英萜醇、β-谷甾醇和熊果酸等。鲜叶中含苦味质苷、阔叶糖苷甲和乙等成分。具有抗氧化、降压、降血脂、降血糖、增强免疫、抗疲劳、抗菌等作用。

【使用注意】本品苦寒，脾胃虚寒者慎用。慢性胃肠炎者，经期、孕期女性禁用。

【常用凉茶方】

1. 藁本苦丁茶

［组成］藁本、苦丁茶各6克，鲜荷叶15克。

［用法］水煎，分2次服，每日1剂。

［功用］适用于偏头痛。

2. 苦丁降脂茶

［组成］苦丁茶适量，玉米须10克。

［用法］沸水冲泡，每日代茶饮。

［功用］降血脂。

【小贴士】

① 本品为民间常用中草药，多以"药茶"的形式使用，或煎茶饮用。始载于《本经逢原》。《本草纲目拾遗》在角刺茶条下记载，徽州人"二三月采茶时兼采十大功劳叶，俗名老鼠刺，叶名苦丁"。《中国药典》（1977年版）称之为功劳木叶，今俗称为十大功劳。

② 苦丁茶主要分布在广东、福建等地，素有"保健茶""美容茶""减肥茶""降压茶""益寿茶"等美称。近年来，对苦丁茶的研究多集中在加工成品茶和茶饮料等营养保健方面，现已成功研制出了袋泡苦丁茶、苦丁茶颗粒、苦丁茶含片、复合型苦丁茶等多种保健食品。

③ 苦丁茶在冲饮时，有单独冲泡和与其他茶叶、药材混合冲泡两种泡法。单纯以苦丁茶冲泡，原汁原味，清甜爽口。苦丁茶在茶叶中素有"茶胆"的名声，即无论什么茶，苦丁茶在味道上都能与之相配，而且拼配苦丁茶后更是别有一番风味。一般而言，苦丁茶与其他茶叶相配的比例为1∶9，如与乌龙茶、绿茶、龙井、毛尖、花茶等混合冲泡时，既有这些茶的香味，又有苦丁茶回甘和润喉的优点。因而，古今岭南一带的百姓泡茶时总喜欢加一两片苦丁茶作调味品，

把苦丁茶当作"茶中味精"来使用。

罗汉果

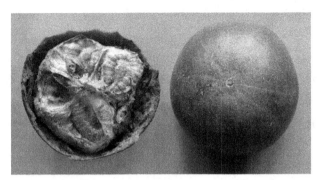

罗汉果

【来源】葫芦科植物罗汉果的干燥果实。

【别名】汉果、拉汉果、青皮果、罗晃子、假苦瓜等。

【产地】主产于广西，特别是广西桂林市永福县，江西、广东有分布。

【性状】本品呈卵形、椭圆形或球形，长 4.5 ～ 8.5 厘米，直径 3.5 ～ 6 厘米。表面褐色、黄褐色或绿褐色，有深色斑块及黄色柔毛，有的有 6 ～ 11 条纵纹。顶端有花柱残痕，基部有果梗痕。体轻，质脆，果皮薄，易破。果瓤（中、内果皮）海绵状，浅棕色。种子扁圆形，多数，长约 1.5 厘米，宽约 1.2 厘米；浅红色至棕红色，两面中间微凹陷，四周有放射状沟纹，边缘有槽。气微，味甜。

【选购常识】以形圆、个大、完整、坚实、摇之不响、色黄褐者为佳。

【性味功效】甘，凉。归肺、大肠经。清热润肺，止咳，利咽，滑肠通便。用于肺火燥咳，咽痛失音，肠燥便秘。

【用法用量】水煎服。9 ～ 15 克。

【现代研究】现代药理研究表明本品含罗汉果苷，具强烈的甜味（比蔗糖甜300 倍）。另含有大量果糖、氨基酸。还含有黄酮类，有较强的祛痰、镇咳、平喘、泻下、调节消化道运动、保肝、抗炎、增强免疫、抗癌、降血压、降血脂作用。

【使用注意】脾胃虚寒者忌服。

【常用凉茶方】

1. 罗汉止咳饮

[组成] 罗汉果 100 克，枇杷叶 150 克，南沙参 150 克，桔梗 150 克。

〔用法〕先将罗汉果捣碎，与其他药材一同加水煎煮2次，合并煎液，滤过，滤液静置24小时，取上清液浓缩至适量，加入蔗糖使溶解，再浓缩至1000毫升，即得。每次口服10毫升，每日3次。

〔功用〕适用于肺热阴虚咳痰不爽。

2. 罗汉果大海饮

〔组成〕罗汉果10克，胖大海5克，甘草3克。

〔用法〕先将罗汉果切碎，与胖大海、甘草一同入茶盅内，冲沸水浸泡15分钟。代茶饮用。1日数次。

〔功用〕清热利咽，生津止渴。适用于热病，心烦口渴，咽喉肿痛，声音嘶哑，大便秘结，小便短赤涩痛等症。

3. 罗汉果五味饮

〔组成〕罗汉果15克，乌梅5克，五味子5克，甘草3克。

〔用法〕先将罗汉果、乌梅洗净捣碎，与五味子、甘草一同入砂锅内，水煎取汁。代茶饮服。

〔功用〕补中气，清肺热，利咽喉。适用于慢性支气管炎、急慢性扁桃体炎、咽喉炎、喉痛音嘶等症。

【小贴士】

① 桂林市永福县是罗汉果的故乡，种植罗汉果已有200多年历史。相传有一位名叫罗汉的瑶族医生，发觉这种野生藤果有消痒止痛的功效，叶可治顽癣、痈肿，根可敷疮疖，果毛是刀伤良药，遂加以研究、栽培和应用。山里人以此果煮茶长期饮用，高寿者众多。人们由此怀念罗汉，更将此果取名为罗汉果。

② 罗汉果不仅泡制的凉茶久负盛名，它还可作为调味品用于炖品、清汤及制糕点、糖果、饼干。目前，除干果出口外，制品尚有颗粒剂、糖浆、果精、止咳露和浓缩果露等。其中含有的罗汉果苷 V 的甜度为蔗糖的 250 ~ 350 倍，罗汉果 VI 的甜度为蔗糖的 125 倍，作为甜味剂添加于各类食品中，对糖尿病、高血压、慢性支气管炎等的患者是一种极为理想的保健品。

马齿苋

【来源】马齿苋科植物马齿苋的干燥地上部分。

【别名】马踏菜，马齿菜，五行草，长命菜，长寿菜。

【产地】全国各地均产。

【性状】本品多皱缩卷曲，常结成团。茎圆柱形，长可达30厘米，直径0.1 ~ 0.2厘米，表面黄褐色，有明显纵沟纹。叶对生或互生，易破碎，完整叶片倒卵形，长 1 ～ 2.5 厘米，宽 0.5 ～ 1.5 厘米；绿褐色，先端钝平或微缺，全缘。花小，3 ～ 5 朵生于枝端，花瓣 5，黄色。蒴果圆锥形，长约 5 毫米，内含多数细小种子。气微，味微酸。

【选购常识】以肥壮、酸味浓、无杂质者为佳。

【性味功效】酸，寒。归肝、大肠经。清热解毒，凉血止血。用于热毒血痢，痈肿疔疮，湿疹，丹毒，蛇虫咬伤，便血，痔血，崩漏下血。民间有"莫要小看马齿苋，防治泻痢真灵验"的说法。

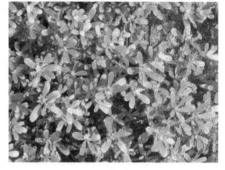
马齿苋

【用法用量】9 ～ 15 克，鲜品 30 ～ 60 克；或捣汁饮。外用：捣敷、烧灰研末调敷或煎水洗。

【现代研究】现代研究表明全草含大量去甲基肾上腺素和多量钾盐。此外，尚含二羟基苯丙氨酸、苹果酸、谷氨酸、天冬氨酸、果糖、生物碱、黄酮类等，地上部分还含维生素 E，叶中含黏液质。具有抗菌、抗肿瘤、兴奋动物的子宫平滑肌、强心、抗氧化、调血脂、抗动脉粥样硬化、降血糖等作用。

【使用注意】脾胃虚寒、肠滑作泄者忌用。马齿苋味酸不宜久煮。

【常用凉茶方】

1. 马齿苋蒲公英茶

［组成］马齿苋、蒲公英各 60 克。

［用法］水煎服，每日 1 剂，分 2 次服。

［功用］适用于急性阑尾炎。

2. 马齿苋饮

［组成］鲜马齿苋 50 ～ 100 克（干品 25 ～ 50 克）。

［用法］水煎服，每日 1 剂，分 3 次服。

［功用］适用于消化不良性腹泻。

【小贴士】马齿苋作为一种野菜，我国老百姓食用已久，确实别具风味。夏秋季节，采拔茎叶茂盛、幼嫩多汁者，除去根部，洗后烫软，将汁轻轻挤出，拌入食盐、米醋、酱油、生姜、大蒜、麻油等佐料和调味品，做凉菜吃，味道鲜美，滑润可口。也可烙饼，做馅蒸食。我国许多地方的群众，至今还有将马齿苋洗净，烫过，切碎，晒干，贮为冬菜食用的习惯。

木蝴蝶

【来源】紫葳科植物木蝴蝶的干燥成熟种子。

【别名】千张纸，大刀树，玉蝴蝶，破布子，白故纸，白玉纸，满天飞。

【产地】主产于云南思茅、普洱、墨江，广西百色、宁明、龙州，贵州安龙、望谟、罗甸。销全国并出口。此外海南、广东和四川有少量生产。

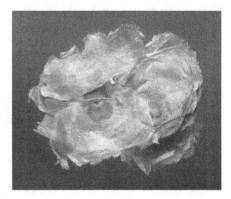

木蝴蝶

【性状】本品为蝶形薄片，除基部外三面延长成宽大菲薄的翅。长5～8厘米，宽3.5～4.5厘米。表面浅黄白色，翅半透明，有绢丝样光泽，上有放射状纹理，边缘多破裂。体轻，剥去种皮，可见一层薄膜状的胚乳紧裹于子叶之外。子叶2，蝶形，黄绿色或黄色，长径1～1.5厘米。无臭，味微苦。

【选购常识】以张大、色白、有光泽、翼柔软如绸者为佳。

【性味功效】苦、甘，凉。归肺、肝、胃经。清肺利咽，疏肝和胃。用于肺热咳嗽，喉痹，音哑，肝胃气痛。

【用法用量】内服：煎汤，6～9克；研末，1.5～3克。外用：适量，敷贴或研末撒患处。

【现代研究】现代药理研究表明木蝴蝶水煎剂对上呼吸道常见致病菌有抑制作用，还有镇咳、消炎作用。其种子、茎皮含黄芩苷元，有抗炎、抗变态反应、利尿、利胆、降胆固醇的作用。种子和茎皮中含白杨素，对人体鼻咽癌细胞有细胞毒活性，其半数有效量为13毫克每毫升。

【常用凉茶方】

木蝴南子止咳饮

[组成] 木蝴蝶5克，安南子15克，桔梗7克，甘草5克，桑白皮15克，款冬花15克。

[用法] 水煎服，加冰糖150克，溶化于药液，制成糖浆，一日数次，频频服之。

[功用] 适用于急性气管炎、百日咳等。

【小贴士】木蝴蝶花冠大，紫红色，果长而大，似船也似剑，种子似白色蝴蝶，故得以命名，是夏、秋季理想的观花和观果植物。

木棉花

【来源】木棉科植物木棉的干燥花朵。

【别名】红棉花，英雄树花，攀枝花。

【产地】广东、福建、广西、云南、台湾及四川等地。

【性状】多呈干缩的不规则团块状，长 5 ~ 8 厘米；子房及花柄多脱离；花萼杯状，3 或 5 浅裂，裂片钝圆、反卷，厚革质而脆，外表棕褐色或棕黑色，有

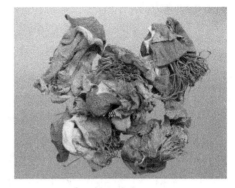

木棉花

不规则细皱纹，内表灰黄色，密被有光泽的绢毛；花瓣 5 片，皱缩或破碎，完整者倒卵状椭圆形或被针状椭圆形，外表棕黄色或深棕色，密被星状毛，内表紫棕色或红棕色，疏被星状毛；雄蕊多数，卷曲，外成多体雄蕊，残留花柱略长于雄蕊。气微，味淡微甘涩。

【选购常识】以花朵大、完整、色棕黄者为佳。

【性味功效】甘、淡，微寒。归胃、大肠经。清热利湿。用于大肠湿热所致泄泻、下痢、腹痛。

【用法用量】水煎服。9 ~ 15 克。

【现代研究】现代研究表明本品含十四烷酸、十五烷酸及其甲乙酯、邻苯二甲酸二异丁酯、α- 细辛醚、异香豆素等，具有解热、抗炎等作用。

【常用凉茶方】

1.五花茶

[组成] 白菊花、槐花、木棉花、鸡蛋花、水翁花等量。

[用法] 水煎服，代茶适量饮用。

[功用] 清肝热、祛心火。适用于大肠湿热所致的泄泻、痔血以及肝热目赤、风热咽痛、口舌溃烂。

2.木扁茶

[组成] 木棉花 15 克，白扁豆 10 克，山药 12 克，赤小豆 12 克。

[用法] 水煎服，每日 1 剂，分 2 次服。

[功用] 消暑化湿，健脾利水。

3.木棉布渣桑叶水

[组成] 木棉花 40 克，布渣叶 20 克，桑叶 15 克。

[用法] 水煎服，每日 1 剂，分 2 次服。

［功用］祛暑热。适用于暑热疖疮、湿疹、小便不畅、肠胃炎等。

4. 木金凤汤

［组成］木棉花、金银花、凤尾草各 15 克。

［用法］水煎服，每日 1 剂，分 2 次服。

［功用］适用于湿热痢疾。

【小贴士】

① 木棉花为广州市和高雄市市花。属于速生、强阳性树种的木棉，不但高大，而且树冠总是高出于附近的群树。人们鉴于木棉具有奋发向上的进取精神与盛开艳红似火大红花的光荣色彩，便把它称为"英雄树"。

② 木棉树干参天，花红似火，绿荫如盖，富有观赏价值，是绿化环境、美化城乡风光的优良树种。同时，木棉还具有多方面的经济价值。其木质轻软，纹理直，结构粗，可用于制作包装箱、纸张、隔热板和家具等；其卵状蒴果开裂吐出的洁白绢状棉絮，浮力大，耐水性强，可填充枕头和救生用具；其花、果、根、皮均能入药。树皮即"广东海桐皮"，木棉种子含油脂，可以榨油，能治疮疥，其花更是可食可药。

③ 广东民间用本品煮粥加少量红糖食用，具有祛湿、解肠胃湿热的良好作用。

牛大力

【来源】豆科植物美丽崖豆藤的干燥根。

【别名】甜牛大力，山葛，山莲藕，大力薯。

【产地】主产于广东、广西、江西等地。

【性状】呈纺锤形或圆柱形，有的 2 ～ 3 个成串珠状，长 4 ～ 8 厘米，宽处直径 2 ～ 3 厘米。表皮土黄色，稍粗糙，有环状横纹（略似葛根外皮）。质坚

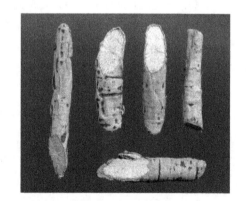

牛大力

实，不易折断。切成短段或片块的长 2 ～ 3 厘米，横切面皮部类白色，向内有一圈不甚明显的环纹，嫩根中间白色至黄白色，具粉性。老根及直根多为圆柱形，近木质化，质坚硬。气微，味微甜。

【选购常识】以根粗、纺锤形、切面白色、粉性足者为佳。

【性味功效】甘，平。归肺、脾、肾经。补脾润肺，舒筋活络。用于病后体

弱，阴虚咳嗽，腰肌劳损，风湿痹痛。近有用于肺结核咳嗽。

【用法用量】水煎服。15 ~ 30 克。

【现代研究】现代研究表明该品主要含香豆精、酚类及氨基酸等，具有提高免疫力、止咳作用。

【常用凉茶方】

1. 大力关节茶

[组成] 益母草 30 克，牛大力 50 克，鸡血藤 20 克。

[用法] 水煎服，每日 1 剂，分 3 次服。

[功用] 适用于风湿关节疼痛。

2. 大力结核散

[组成] 牛大力 30 克，穿心莲 10 克，华南十大功劳 10 克。

[用法] 水煎服，每日 1 剂，分 2 次服。15 ~ 30 天为 1 疗程。

[功用] 适用于肺结核。

【小贴士】

① 牛大力又称山莲藕、大力树，俗称为土人参，属于野生，难以移植栽培。关于"牛大力"，还有一段历史传说。清朝年间，广东恩平有位知县得了大病，病好后身体仍然十分虚弱。一位恩平大夫挖回野生"牛大力"煲汤给他饮用。饮了半个月后，只见他满面红光，精神焕发，因此至今人们都视"牛大力"为高级补品。

② 另有一种叫苦牛大力，又称大力牛，为同属植物绿花崖豆藤的干燥块根，其性状略似牛大力，但不呈数个纺锤形连珠状，表面具细纵皱，味苦。该品凉血散瘀、祛风消肿，应与牛大力区别使用。

扭肚藤

【来源】木犀科植物扭肚藤的干燥嫩茎及叶。

【别名】白花茶，假素馨，左扭藤。

【产地】主产于广东、海南、广西、云南等地，越南、缅甸也有分布。

【性状】本品茎呈圆柱形，长 3 ~ 5 厘米，直径 1 ~ 5 厘米，表面绿棕色或淡褐色，粗枝光滑，幼枝茶褐色被疏毛，或近光滑，节部稍膨大。质坚，断面粗糙，

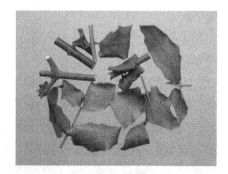

扭肚藤

木部白色，中央具有明显的髓部或形成空洞。叶对生，具叶柄，叶片乱状披针

形，绿褐色，稍有光泽，基部浑圆，略呈心形，全缘，质脆易碎。

【选购常识】以叶片多、完整、青褐色，无老枝茎者为佳。

【性味功效】微苦，凉。归胃、大肠经。清热解毒，利湿消滞。主治湿热泻痢，食滞脘胀，风湿热痹，瘰疬，疮疥。现代用于治疗肠炎、风湿性关节炎。

【用法用量】内服：煎汤，25～50克。外用：煎水洗或捣敷。

【现代研究】现代研究表明本品含断环烯醚萜苷类化合物。具有广谱抗菌作用，尤其对金黄色葡萄球菌、痢疾杆菌有较强的抑制与杀灭作用。

【使用注意】本品苦寒，脾胃虚寒者慎用。

【常用凉茶方】

1. 泻停茶

［组成］扭肚藤50克，火炭母50克，车前草15克，救必应30克，石榴皮15克。

［用法］水煎服，每日1剂，分2次服。

［功用］适用于腹痛、腹泻、呕吐。

2. 神农茶

［组成］忍冬藤、岗梅、桑枝、扭肚藤、地胆草、布渣叶、滇竹叶、狗肝菜、金沙藤、水翁花、广金钱草、鸭脚木皮各10克。

［用法］水煎服，代茶适量饮用。

［功用］消暑清热，生津止渴。适用于伤风暑湿感冒。

山芝麻

【来源】梧桐科植物山芝麻的干燥根或全株。

【别名】山油麻，岗芝麻，假芝麻，野芝麻。

【产地】主产于广东、广西、云南等南方省区。

【性状】根呈圆柱形，略扭曲，头部常带有结节状的茎枝残基，长15～25厘米（商品多已切成长约2厘米的段块），直径0.5～1.5厘米。表面发黄色至灰褐色，间有坚韧的侧根或侧

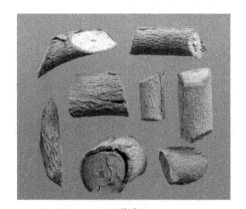

山芝麻

根痕，栓皮粗糙，有纵斜裂纹，老根栓皮易片状剥落。质坚硬，断面皮部较厚，暗棕色或灰黄色，强纤维性，易与木部剥离并撕裂；木部黄白色，具微密放射状

纹理。气微香，味苦、微涩。

【性味功效】苦，寒。归肺、大肠经。解表清热，解毒消肿。用于感冒发热，疟腮，乳蛾，麻疹，咳嗽，泄泻痢疾，痈肿。

【用法用量】水煎服。10 ～ 15 克，鲜用加倍。

【现代研究】现代研究表明本品根含三萜类化合物山芝麻酸甲酯、山芝麻宁酸、山芝麻醌及山芝麻内酯，并含 β- 谷甾醇和齐墩果酸等。药理研究表明本品对金黄色葡萄球菌有杀菌作用，对绿脓杆菌有抑制作用。另外对高血压和痔疮有一定疗效。

【使用注意】本品有小毒。用量过大，可引起恶心、呕吐、泄泻，故应精确掌握用量。孕妇慎用，虚寒证者禁用。

【常用凉茶方】

1. 鲜芝麻汤

［组成］鲜山芝麻根 20 克。

［用法］洗净切片，与适量冰糖加水煎服，每日 1 剂，分 2 次服。

［功用］适用于肺结核咳嗽。

2. 喉舒饮

［组成］穿心莲、山芝麻、白花蛇舌草各 30 克。

［用法］水煎服，每日 1 剂，分 2 次服。

［功用］适用于急、慢性咽炎，急性扁桃体炎。

【小贴士】

① 本品为岭南民间常用草药，因其果实形似芝麻而得名。《增订岭南采药录》谓："山芝麻根为凉茶主要原料，亦治骨鲠口喉。台湾药书称为苦麻头，根煎水饮可治病。"广东民间用本品 60 ～ 80 克以米酒煎服，另搽擦患处，可治毒蛇咬伤。本品单味煎汤，可治高血压病，但须遵医嘱服用。其茎皮纤维可作纺织原料。

② 根研粉，茶油调涂患处治湿疹、痤疮，酒调涂治蛇伤。鲜叶捣敷治腮腺炎。

水翁花

【来源】桃金娘科植物水翁的干燥花蕾。

【别名】大蛇药，水香。

【产地】主产于台湾、广东、海南、广西、云南等省区，越南、印度、马来西亚也有分布。

【性状】本品呈卵形或类球形，两端稍尖，长 0.4 ～ 0.6 厘米，直径

0.2～0.4厘米，表面稍皱缩，花梗多已脱落。萼筒钟状，顶端近截平，萼裂片合生成帽状，顶端尖有腺点。花瓣 4 枚，包裹于帽状萼裂片内。雄蕊多数，花丝棕黑色，向萼筒内弯曲，花药藏于萼筒内，雌蕊 1 枚，黑褐色。质硬。气微香，味苦。

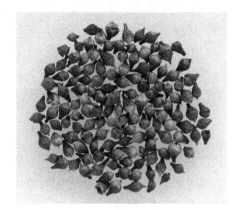

水翁花

【选购常识】以粒大、体重、色淡黄黑色、无枝梗者为佳。

【性味功效】苦，寒。归脾、胃经。清热解暑，祛湿消滞。用于感冒发热，头痛，腹胀，呕吐，泄泻。

【用法用量】水煎服。15～30克。

【现代研究】现代研究表明本品含有 α-蒎烯、月桂烯、香叶醇等挥发油。对常见化脓性球菌和肠道致病菌均有较强的抑制作用。

【使用注意】本品苦寒，容易损伤胃气，故脾胃虚寒者忌用。

【常用凉茶方】

1.水翁花茶

[组成] 水翁花 15～30 克。

[用法] 水煎服，每日 1 剂，分 2 次服。

[功用] 适用于感冒发热、细菌性痢疾、急性胃肠炎、消化不良。

2.水翁瘰疬茶

[组成] 干水翁花 15 克，狗肝菜 15 克。

[用法] 水煎服，每日 1 剂，分 2 次服。

[功用] 适用于瘰疬发热。

【小贴士】

① 水翁花始载于《岭南采药录》，广东省民间习惯在夏季煎作凉茶饮以解暑。

② 水翁的叶、根、树皮亦供药用。水翁叶含有与花蕾相同的成分。味苦、涩，性寒，功能清热解毒、祛湿止痒。外用适量煎水洗或取鲜叶捣烂敷患处，治疗皮肤瘙痒、疥癞、湿疹、乳疮、皮炎。水翁根，民间用于治疗急性黄疸型肝炎，用量 15～30 克，水煎服。广东使用的"土槿皮"即为水翁的干燥树皮，性辛温，归脾、胃经，能止痒、杀虫，用于癣癞、阴囊瘙痒、脚癣、皮肤瘙痒等。

田基黄

【来源】藤黄科植物地耳草的干燥全草。

【别名】地耳草，雀舌草，斑鸠窝，水榴子，蛇喳口。

【产地】主产于广东、江苏、浙江、福建、湖南、江西、四川、云南、贵州、广西等地。

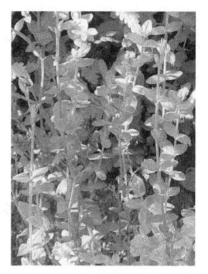

田基黄

【性状】本品长 20 ~ 40 厘米。根须状，表面黄褐色。茎单一或基部分枝，表面黄绿色或黄棕色；质脆，易折断，断面中空。叶对生，多皱缩，完整叶片展平后呈卵形或卵圆形，长 0.4 ~ 1.6 厘米。全缘，具腺点。基出脉 3 ~ 5 条。无柄。聚伞花序顶生，花小，橙黄色，萼片、花瓣均为 5 片。气微，味微苦。

【选购常识】以色黄绿、带花者为佳。

【性味功效】甘，微苦，微寒。归肝、脾经。清热利湿，散瘀解毒。用于湿热黄疸、泄泻痢疾，毒蛇咬伤，疮疖痈肿；外伤积瘀肿痛。

【用法用量】水煎服。15 ~ 30 克。

【现代研究】现代研究表明本品含香豆素、鞣质、蒽醌、氨基酸、维生素 B_1 和维生素 B_2、挥发油、地耳草素 A、地耳草素 B、地耳草素 C 和地耳草素 D 及槲皮素、槲皮素 -7- 鼠李糖苷、异槲皮苷等黄酮类化合物。具有抗菌作用。对心血管系统，田基黄流浸膏低浓度能使在体及离体蟾蜍心脏先兴奋后抑制，高浓度时出现纤维颤动而停跳。可以增强免疫调节作用，另外有一定的抗疟作用。

【常用凉茶方】

1. 田基黄茶

[组成] 田基黄 30 克。

[用法] 水煎服，每日 1 剂，分 2 次服。

[功用] 适用于急性黄疸型肝炎。

2. 田基黄马蹄金满天星饮

[组成] 田基黄、马蹄金（黄胆草）、满天星各 60 克。

[用法] 水煎服，每日 1 剂，分 2 次服。连服 15 剂。

[功用] 适用于病毒性肝炎。

① 本品为岭南民间常用草药，亦为壮族民间常用药。

② 菊科植物荔枝草亦称田基黄，又名"黄花球"，以叶入药，活血调经。生于河滩、灌丛或疏林中。

五指柑

【来源】马鞭草科植物黄荆或牡荆的干燥叶。

【别名】黄荆叶，牡荆叶，蚊枝叶，姜荆叶，埔姜叶，姜子叶。

【产地】产于广东、广西、浙江、江苏、湖南等地。

【性状】叶片皱缩，灰黑色或绿褐色，背面色较暗淡，被短毛；完整叶展平后为掌状复叶，小叶5枚，间或3枚，长卵圆形至披针形，前端长尖，基部楔形；叶柄方形，被毛。质脆易碎，有香气。

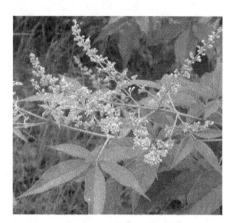

五指柑

【选购常识】以叶片完整、色绿褐、有香气者为佳。

【性味功效】甘、苦，凉。归肝、脾、肺经。解表清热，利湿解毒。用于感冒发热，中暑，腹痛吐泻，痢疾，疟疾，黄疸，风湿，跌打肿痛，疮痈疥癣，蛇虫咬伤。

【用法用量】内服：煎汤，鲜者25～100克。外用：捣敷或煎水洗。

【现代研究】现代研究表明本品含黄荆素、木犀草素-7-葡萄糖苷、紫花牡荆素等，挥发油中含桉油精及1-桧萜，尚含牡荆定碱及维生素C。具有抗炎、抑菌作用。

【常用凉茶方】

1. 大头陈五指柑饮

[组成] 大头陈30克，五指柑茎叶30克，岗梅15克。

[用法] 水煎服，每日1剂，分2次服。

[功用] 适用于感冒头痛。

2. 五指痢疾饮

[组成] 五指柑、羊蹄草各30克，天香炉15克。

[用法] 水煎服，每日1剂，分2次服。

广东凉茶

［功用］适用于细菌性痢疾。

【小贴士】

① 《岭南采药录》有记载："治小儿五疳。煎汤浴身，散热，消疮肿痛。和米炒淬水饮之，止吐泻。"夏季用开水冲泡五指柑代茶，有预防肠炎作用。本品是广东地区凉茶的主要原料之一。

② 五指柑的枝条也药用，具祛风解表、消肿解毒功效。常用治感冒、咳嗽、喉痹肿痛、风湿骨痛、牙痛等。五指柑叶搓揉后会有刺鼻的气味。鲜叶捣烂敷，可治虫、蛇咬伤；叶片晒干点燃后的特殊气味，可代用蚊香驱蚊虫。果实（黄荆子）也入药，功效：祛风，化痰，下气，止痛。常用治咳嗽哮喘、中暑发痧、胃痛、疝气、妇女白带异常。

五指毛桃

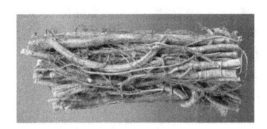

五指毛桃

【来源】桑科植物粗叶榕的干燥根。

【别名】五爪毛桃，五爪牛奶，土黄芪，南芪。

【产地】广东、福建、海南、广西、贵州、云南等地。

【性状】呈圆柱形短段或片状，段长2～4厘米，直径1～4厘米，片厚0.5～1厘米。表面灰黄色或黄棕色，有红棕色斑纹及细密纵皱，可见横向皮孔。质坚硬，尽易折断。横切面皮部薄而韧，易剥离，富纤维性，似麻皮样，木部宽大，淡黄白色，有较密的同心性环纹。纵切面木纹顺直。气微香，有类似败油气，味微甘。

【选购常识】以条大均匀、不带茎枝者为佳。

【性味功效】甘，微温。归肺、大肠经。益气健脾，祛痰平喘，行气化湿，舒筋活络。用于肺虚痰喘咳嗽，脾胃气虚之肢倦无力，食少腹胀，脾虚水肿，带下，风湿痹痛，腰腿痛。近有用于慢性肝炎，肝硬化腹水。

【用法用量】水煎服。15～30克。

【现代研究】现代研究表明五指毛桃中含氨基酸、糖类、甾体、香豆精等成分，具有镇咳、抑菌的作用。

【常用凉茶方】

1.五指祛热茶

[组成] 五指毛桃 30 克，玄参 15 克，木蝴蝶 6 克，桔梗 10 克，乌梅 6 克，甘草 6 克。

[用法] 水煎服，每日 1 剂，分 2 次服。

[功用] 适用于风热感冒。

2.五指化痰饮

[组成] 五指毛桃 50 克，化橘红 6 克，枳实 6 克，法半夏 10 克，竹茹 10 克，白术 15 克，茯苓 15 克，党参 18 克，山楂 15 克，甘草 5 克。

[用法] 水煎服，每日 1 剂，分 2 次服。

[功用] 适用于冠心病（气虚痰浊型）。

3.五指祛痛茶

[组成] 五指毛桃 15 克，榕树根 15 克，地桃花 15 克，苍耳子 9 克，土党参 6 克。

[用法] 水煎服，每日 1 剂，分 2 次服。

[功用] 适用于气血不足引起的偏头痛。

【小贴士】五指毛桃并不是桃，它属桑科植物，广泛分布在广东龙门至万绿湖区的山上，自然生长于深山幽谷中，因其叶子长得像五指，而且叶片长有细毛，果实成熟时像毛桃而得名。以其与五加皮、黄芪功效相似而有土五加皮、土黄芪之名。一般广东地区都用此种药材和排骨等鲜肉来煲汤，具有祛暑化湿的作用。

溪黄草

【来源】唇形科植物线纹香茶菜的干燥全草。

【别名】熊胆草，黄汁草，手擦黄。

【产地】分布于广东、广西、海南、浙江及西南等地。

【性状】全草呈青灰色，长 30 ~ 50 厘米。茎呈四棱形，被短毛。叶对生，多皱缩，完整叶片润湿展平后呈卵状椭圆形，长 3 ~ 8 厘米，宽 2 ~ 5 厘米，前端尖，基部楔形，边缘有粗锯齿，背面叶脉明显，有短毛，纸质，水浸后以手指揉之，手指可被染成黄色。老枝常见

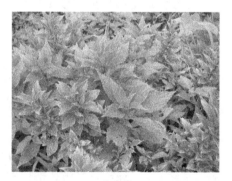

溪黄草

顶端有聚伞花序。气微，味微甘、微苦。

【选购常识】以叶片多、咀嚼或水浸渍呈黄色液者为佳。

【性味功效】苦，寒。归肝、胆经。清热，利湿，退黄，凉血散瘀。用于湿热黄疸，湿热泻痢，跌打瘀肿。近有用于急性黄疸型肝炎，急性胆囊炎而有黄疸者。

【用法用量】15～30克（鲜品加倍），水煎服。

【现代研究】现代研究表明本品含萜类、黄酮类、酚类、氨基酸。尚含对映贝壳松烯型二萜、溪黄草甲素、溪黄草乙素等，有抗菌、抗肿瘤、消炎及保护肝脏作用。其有效成分溪黄草素 A、尾叶香茶菜素 A，具有抗癌活性，对人宫颈癌细胞有显著的抑制作用。

【使用注意】脾胃虚寒者慎服。

【常用凉茶方】

1. 三草汤

〔组成〕溪黄草 20 克，酢浆草 10 克，铁线草 10 克。

〔用法〕水煎服，每日 1 剂，分 2 次服。

〔功用〕适用于急性黄疸型肝炎。

2. 田溪汤

〔组成〕溪黄草 20 克，田基黄 20 克，茵陈蒿 10 克，鸡骨草 10 克，车前草 10 克。

〔用法〕水煎服，每日 1 剂，分 2 次服。

〔功用〕适用于急性胆囊炎（伴黄疸）。

3. 溪黄草汤

〔组成〕溪黄草鲜叶 20 克，或配天香炉 5 克，野牡丹 10 克。

〔用法〕鲜叶捣汁冲服；配天香炉、野牡丹则水煎服。

〔功用〕适用于湿热下痢。

4. 三黄汤

〔组成〕溪黄草 18 克，黄连 6 克，黄柏 9 克。

〔用法〕水煎服，每日 1 剂，分 2 次服。

〔功用〕适用于急性肠炎、痢疾。

仙人草

【来源】唇形科植物凉粉草的全草。

【别名】仙人冻，仙草。

【产地】产于广东、浙江、江西、台湾等地。

85

【性状】干燥全草，多切成长约 20 厘米的段。茎方形，被灰棕色长毛，外表棕褐色或黑色，有沟槽，幼茎常扭曲；质脆易断，中心有髓。叶对生，多皱缩，纸质，稍柔韧，不易捻碎，长圆形或卵圆形，两面皆被疏长毛。花不常见。气微，嚼之味淡甘，有胶性。

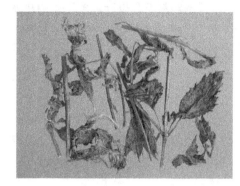
仙人草

【选购常识】以叶多、黑褐色、水湿后有黏液者为佳。一般认为新产品黏性大，质量好。

【性味功效】甘、淡、微寒。归肺、胃、肝经。消暑解渴，清热解毒。用于中暑口渴，湿火骨痛；近有用于糖尿病，高血压病。

【用法用量】内服：煎汤，30 ~ 60 克；作冷饮或浸酒。

【现代研究】现代研究表明本品含植物胶，并含 β- 谷甾醇、豆甾醇、β- 谷甾醇葡萄糖苷等。具有抗肿瘤、增强免疫、解热、抗氧化等作用。

【小贴士】

① 仙人草名字由来。传说福建有人采集草药医治中暑的母亲时自己也中暑，醒来后发现天然形成的仙草冻，便采集仙草治好了母亲的病。由于其神奇的消暑功效，被誉为"仙草"。

② 仙人草因枝叶加水煎汁可制凉粉，故称"凉粉草"。凉粉是南方夏季消暑解渴的绿色食品，一直被人们所喜爱。据说广东凉粉是清朝咸丰年间一个叫作"大只威"的人发明的，"大只威"在西关开凉茶铺，也常卖一种叫凉粉草的药，并教人用凉粉草煲粉葛，医治咽干咽痛、暑天烦渴。时至今日，凉粉糕已改用炼奶或蜜糖拌，或加上菠萝或提子。

③ 目前仙人草系列产品开发有即食仙草冻粉、仙草保健茶、仙草可乐型饮料、速溶仙草、仙人板，提取咖啡色色素等。

鱼腥草

【来源】三白草科植物蕺菜的干燥地上部分。

【别名】狗贴耳，折耳根。

【产地】广泛分布在我国南方各省区，西北、华北部分地区及西藏也有分布。

【性状】茎呈扁圆柱形，扭曲，长 20 ~ 35 厘米，直径 2 ~ 3 毫米。表面棕黄色，有数条纵棱，节明显，下部的节上有须根。质脆，易折断。叶互生，皱缩，展平后心形，长 3 ~ 5 厘米，直径 3 ~ 4.5 厘米。上表面暗绿色至暗棕色，下表面灰绿色或灰棕色。叶柄细长，基部与托叶合生成鞘状。穗状花序顶生，暗棕色。搓揉有鱼腥气，味微涩。

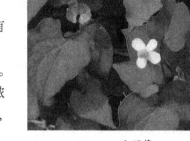

鱼腥草

【选购常识】以叶多、色灰绿、有花穗、鱼腥气浓者为佳。

【性味功效】辛，微寒。归肺经。清热，解毒，利湿，消肿。用于肺脓肿，痰热咳嗽，肾炎水肿，白带异常，尿路感染，痈疖。

【用法用量】常用量 15 ~ 25 克，不宜久煎，外用适量，捣烂敷或煎汤熏洗患处。鲜品捣烂敷患处。

【现代研究】现代研究表明本品含鱼腥草素、月桂油烯、月桂醛、槲皮苷及异槲皮苷等。有抑菌、抗流感病毒、利尿作用，可增强机体免疫力。还有镇痛、止血、促进组织再生，改善毛细血管脆性的作用。

【使用注意】虚寒证及阴性外疡者忌服。

【常用凉茶方】

1. 鱼腥草止泻茶

[组成] 鱼腥草 15 克，炒山药、炒白术、茯苓各 6 克。

[用法] 水煎服，每日 1 剂，分 2 次服。

[功用] 适用于小儿腹泻。

2. 鱼腥草止痢茶

[组成] 鱼腥草 20 克，山楂炭 6 克。

[用法] 水煎服，每日 1 剂，分 2 次服。

[功用] 适用于痢疾。

3. 鱼腥草茶

[组成] 鲜鱼腥草 50 克或干品 30 克。

[用法] 水煎服，每日 1 剂，分 2 次服。

[功用] 适用于尿路感染。

【小贴士】

① 鱼腥草名字由来。相传当年越王勾践做了吴王的俘虏，卧薪尝胆，发誓一定要使越国强大起来。但回国的第一年就碰上了罕见的荒年，百姓无粮可吃。勾践亲自上山寻找可以食用的野菜，终于发现了一种。于是，越国上下竟然靠着这小小的野菜度过了难关。因为这种野菜有鱼腥味，便被勾践命名为鱼腥草。

② 鱼腥草是一种既可食用又可入药的药食两用的野菜，入药多陈用，入食多鲜用。其常见的吃法：一是将鱼腥草地下茎除去节上的毛根，洗净后切成2～3厘米的小段（也可将嫩叶加入其中），放入醋、酱油、辣椒粉、味精等佐料凉拌生吃，清脆爽口，鲜腥味浓；二是将地下茎连同嫩茎叶一同煮汤、煎、炒或炖，清香宜人，入口宜化，略有腥味；三是腌渍加工成咸菜，清洗干净后，加入盐、生姜及大蒜等调料即可。

第四章
巧用凉茶防治疾病

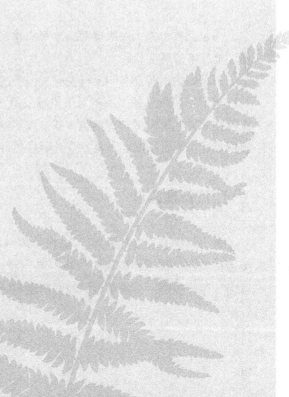

以中草药为原料的凉茶对于广东人，可以说是"生命源于水，健康源于凉茶"。广东传统凉茶历史悠久，配方多是祖传古方，千百年口耳相传。随着时代的变迁和百姓需求的变化，凉茶的功效日益多元化。经过历代医药学家的应用、发挥、完善，广东现代凉茶不仅是养生保健的饮品，还是治病防病的药茶。

凉茶是我国医药学文化宝库中的一颗璀璨明珠，是我国人民在长期与疾病作斗争的过程中，不断实践、充实、发展而形成的独具特色的治病方法。正所谓"无病时可防病，有病时能治病"，"春祛湿、夏解暑、秋降火、冬防感"。以下辑录有部分凉茶处方，以期能帮助读者正确选用凉茶。对于疾病，一定要在辨病辨证的基础上选用凉茶，或尽早就医，体质偏寒的人不适合喝太多凉茶，老人、儿童也要适当减量。

第一节　内科常见病证

一、感冒

感冒又称急性上呼吸道感染。患者常出现恶寒发热、鼻塞、流涕、喷嚏、头痛、全身不适等症状。

感冒分为时行感冒（流行性感冒，流感）、风寒感冒、风热感冒、暑湿感冒、气虚感冒、阴虚感冒。凉茶对于流感及风热、暑湿、阴虚内热等证有一定作用。流行性感冒宜选用清热解毒类凉茶；风热感冒宜选用清热疏风解表类凉茶；暑湿感冒宜选用清暑祛湿解表类凉茶；阴虚感冒宜选用解表滋阴清虚热类凉茶。

（一）流行性感冒

流行性感冒（简称流感），是指由流感病毒引起的具有高度传染性的急性呼吸道传染病。流感发病快，传染性强，发病率高。主要症状：重则发热在38℃以上，浑身酸痛，头痛明显，轻则出现呼吸道症状，如咳嗽、流鼻涕等。又称时行感冒。

1. 复方贯众茶

【处方】贯众15克，金银花20克，黄芩10克，甘草5克。

【用法】研成粗末，冲入沸水，浸泡约15分钟，待凉后饮用。每日1剂，代茶频饮。

【功用】清热解毒，辛凉解表。可用于流行性感冒。见头身疼痛、咽痛咳嗽、发热口渴、舌苔薄黄等症。

2. 苍术三叶茶

【处方】苍术、淡竹叶、绿茶、大青叶各3克。

【用法】以开水浸泡于带盖器皿中，取汁加入白糖，即可饮用。每日1剂，代茶频饮。

【功用】清热解毒，芳香化湿，健脾止呕，生津止渴。可用于流行性感冒，见高热口渴、脘痞呕吐等。

(二) 暑湿感冒

发生于盛夏暑季，多见身热、微恶风、汗少、肢体酸重疼痛、头昏重胀痛、咳嗽痰黏、鼻流浊涕、心烦口渴、渴不多饮、口中黏腻、胸脘痞闷、恶心纳少、尿少色黄、舌苔薄而黄腻、脉濡数等临床表现。

1. 银菊凉茶

【处方】金银花15克，菊花、广藿香、淡竹叶、桑叶各9克，薄荷6克。

【用法】以上诸药材洗干净，用水浸过药面，武火煮沸15分钟。每日1剂，代茶频饮。

【功用】疏风清热，祛暑化湿。可用于暑湿感冒。见头重痛、口黏腻、渴不多饮、肢体酸重、胸闷泛恶、舌苔薄而黄腻、脉濡数等症。

2. 三鲜茶

【处方】鲜薄荷、鲜佩兰、鲜藿香各15克。

【用法】水煎服，每日1剂，代茶频饮。

【功用】消暑清热，芳香化浊，和胃解表。可用于暑湿感冒，湿邪偏盛。见乏力、眩晕、泄泻等症。

3. 消暑明目茶

【处方】决明子、菊花（白菊花）、槐花各 10 克。

【用法】以上诸药材洗干净，用水浸过药面，武火煮沸 15 分钟。每日 1 剂，代茶频饮。

【功用】清热解暑，明目提神，降血压。可用于暑湿感冒，暑热偏盛证，兼血压高、视力差者。

(三) 风热感冒

发生于春季，见身热较甚、微恶风寒、汗出不畅、头目胀痛、鼻塞流浊涕、口干而渴、咳嗽、痰黄黏稠、咽燥或咽喉肿痛、舌苔薄白微黄、脉浮数等。

1. 葱豉薄荷茶

【处方】葱白 3 茎（6 克，去须），淡豆豉 10 克，茶叶 10 克，荆芥 2 克，薄荷 10 克，栀子仁 10 克，生石膏（捣细）10 克（先煎）。

【用法】水煎服，滤去渣，再加入茶叶煎沸，分 2 次温服。每日 1 剂。

【功用】疏风清热，解表发散。可用于风热感冒，内热重者，发热、身痛、口渴、咽痛等症明显。

2. 桑菊薄竹茶

【处方】竹叶 15 克，桑叶、菊花、白茅根各 10 克，薄荷 6 克。

【用法】桑叶、竹叶、薄荷、白茅根洗净切碎，与菊花放壶内，沸水冲泡饮用。每日 1 剂，代茶频饮。

【功用】疏风解表，清热生津。可用于风热感冒，见口渴口苦、咽痛目赤、尿少尿黄者。

3. 风热感冒茶

【处方】金银花 20 克，连翘 15 克，桔梗 12 克，芦根 20 克，甘草 6 克。

【用法】水煎服，每日 1 剂，分 2 次饭后顿服。

【功用】辛凉解表，清肺透热。可用于风热感冒，见咳嗽、咽红肿痛、痰黄稠者。

(四) 阴虚感冒

感冒兼见身微热、手足发热、心烦口干、少汗、干咳少痰、舌红瘦、脉细数等临床表现。

1. 茅根菠萝蜜茶

【处方】白茅根（鲜）50 克，菠萝肉 100 克，蜂蜜 50 克。

【用法】将白茅根洗净，切段，用纱布包裹，与菠萝共置砂锅中，加水 1000 毫升，煎煮 45 分钟后，去渣，加蜂蜜即可饮服。每日 1 剂，代茶频饮。

【功用】清热润肺，生津止渴，利尿祛湿。可用于阴虚感冒，见干咳少痰、痰黏带血、喉痒咽痛等症者。

2. 玄麦茶

【处方】玄参、麦冬、桔梗各 9 克，甘草、绿茶各 2 克。

【用法】水煎服，每日 1 剂，代茶频饮。

【功用】滋阴清热，宣肺利咽。可用于阴虚感冒，咳嗽及咽部症状明显者。

二、支气管炎

支气管炎是指由于细菌病毒感染、物理化学刺激或过敏反应引起的气管、支气管黏膜及其周围组织的炎症。本病主要表现是咳嗽和咳痰。临床上分为急性、慢性两类。

急性气管 - 支气管炎有风寒袭肺、风热犯肺、燥热伤肺、凉燥伤肺等证；慢性支气管炎有风寒犯肺、风热犯肺、痰浊阻肺、痰热蕴肺、寒饮伏肺、肺气虚、肺脾气虚、肺肾阴虚等证。凉茶对于风热、痰热、阴虚内热等证有一定作用。风热证宜选用清热解表止咳喘类凉茶；痰热证宜选用清热化痰止咳喘类凉茶；阴虚证宜选用滋肺阴清虚热止咳喘类凉茶。

1. 桑菊杏仁茶

【处方】桑叶 10 克，菊花 10 克，杏仁 10 克。

【用法】水煎服，每日 1 剂，代茶频饮。

【功用】疏风清热，宣肺止咳。可用于急、慢性支气管炎，风热证。见咳嗽频频、痰黄黏稠、鼻流黄涕、身热汗出、苔薄黄、脉浮数等症。

2. 枇杷叶茶

【处方】鲜枇杷叶 30 克，淡竹叶 15 克。

【用法】鲜枇杷叶刷去绒毛，与淡竹叶同洗净，切碎。放入保温瓶中，用沸水冲泡，加盖闷泡15分钟，饮用前可酌加冰糖。每日1剂，代茶频饮。

【功用】清肺降气，化痰止咳。可用于急、慢性支气管炎，痰热证。见咳嗽、胸中烦闷胀痛、痰多色黄黏稠、面红咽干、尿黄便秘、苔黄腻、脉滑数等症。

3. 润肺止咳茶

【处方】玄参、麦冬、桔梗各6克，乌梅、生甘草各3克。

【用法】以上诸药共置保温瓶中，用沸水适量冲泡，加盖闷泡15分钟。每日1剂，代茶频饮。

【功用】养阴敛肺，润咽止咳。可用于慢性支气管炎，阴虚证。见久咳、痰黏少难咳、咽燥口干、潮热盗汗、手足心热、舌红、苔薄黄、脉细数等症。

三、肺结核

结核病是结核分枝杆菌感染引起的慢性呼吸道传染病。本病多呈慢性过程，以低热、盗汗、消瘦、乏力、食欲不振等全身中毒症状及咳嗽、咯血、呼吸困难、胸痛等呼吸系统症状为主要临床表现，又称为肺痨。

肺结核分为肺阴亏虚、阴虚火旺、气阴耗伤、阴阳两虚等证。凉茶对于肺阴亏虚、阴虚火旺证有一定作用。肺阴亏虚证宜选用滋阴润肺类凉茶，阴虚火旺证宜选用滋阴降火类凉茶，润肺清热止咳、清热凉血止血类凉茶对缓解久咳、咯血等症状有一定帮助。

1. 清肺益阴茶

【处方】沙参20克，百合20克，麦冬15克，杏仁10克，荸荠10个。

【用法】水煎服，代茶频饮。每日1剂。

【功用】养阴清肺止咳。可用于肺结核，肺阴亏虚证。可见干咳，咳声短促，或咳少量黏痰，或痰中带血丝或血点、色鲜红，胸部隐隐闷痛，午后手足心热，皮肤干灼，口干咽燥，或有轻微盗汗，舌边尖红苔薄，脉细或兼数等症者。

2. 结核潮热茶

【处方】地骨皮9克，银柴胡6克，甘草3克。

【用法】以上诸药切碎，置保温瓶中，用沸水冲泡，加盖闷泡 15 分钟即可饮用。每日 1 剂，代茶频饮，热退后即停止服用。

【功用】清热凉血，退痨热。可用于肺结核，阴虚火旺证。可见有明显的午后潮热或低热不退，呛咳气急，痰少质黏，颧红，盗汗量多，口渴心烦，失眠，急躁易怒，男子遗精，女子月经不调，形体消瘦，舌红而干，苔薄黄，脉细数等症者。

四、功能性消化不良

功能性消化不良是指出现持续性或反复发作性的餐后饱胀不适、早饱、上腹痛、上腹烧灼感、恶心、嗳气、呕吐、肠鸣等症状，而无局部或全身器质性疾病，持续至少 3 个月的病证。

功能性消化不良分为肝气犯胃、痰湿蕴中、脾胃湿热、伤食积滞、食积湿阻、脾胃虚弱等证。凉茶对于脾胃湿热、伤食积滞、食积湿阻等证有一定作用。脾胃湿热证宜选用清热祛湿类凉茶；伤食积滞证宜选用顺气消积类凉茶；食积湿阻证宜选用消导祛湿类凉茶。

1. 清热化湿茶

【处方】鲜芦根 90 克，竹茹 5 克，焦谷芽、炒谷芽各 5 克，橘红 2 克，霜桑叶 6 克。

【用法】水煎服，每日 1 剂，代茶频饮。

【功用】清热化湿，调和脾胃。用于功能性消化不良，湿热证。见食少腹胀、胃脘胀痛、身倦乏力、眩晕、卧寐不安、小便短赤涩滞等症。

2. 槟榔陈皮茶

【处方】槟榔 2500 克，陈皮 1 克。

【用法】先将槟榔煨熟，陈皮、蜂蜜放到沸水中煮 2 ~ 3 分钟，捞出陈皮；将槟榔、陈皮干燥后切碎，水煎煮，滤渣取汁备用。每日 1 剂，代茶频饮。

【功用】顺气消积，降逆和胃。可用于功能性消化不良，食积湿阻证。见脘腹胀满、恶心呕吐、嗳腐吞酸、纳差等症。

3. 萝卜叶茶

【处方】干萝卜叶 20 ~ 30 克。

【用法】干萝卜叶切碎代茶叶，以沸水适量冲泡，加盖闷15分钟。每日1剂，代茶频饮。

【功用】消导下气，开胃止泻。可用于功能性消化不良，伤食积滞证。见胸腹胀闷疼痛、嗳气呃逆、呕吐泛酸、大便不爽或泄泻等症。

五、胃炎

胃炎是指由多种原因引起的胃黏膜的炎症，分为急性和慢性两类。急性胃炎是急性发病，有明显的腹胀、腹痛、食欲减退等临床表现。慢性胃炎有长期的上腹胀满不适、上腹隐痛、嘈杂、嗳气、反酸、食欲差等症状，可伴有消瘦、贫血等表现。

胃炎分为肝胃不和、热郁气滞、脾胃湿热、胃络瘀阻、脾胃虚弱、胃阴不足等证。凉茶对于脾胃湿热、热郁气滞、肝胃不和、胃阴不足等证有一定作用。脾胃湿热证宜选用清热祛湿类凉茶；热郁气滞证宜选用清热行气类凉茶；肝胃不和证宜选用疏肝行气类凉茶；胃阴不足证宜选用滋阴养胃类凉茶。

1. 火炭蛋花茶

【处方】火炭母30克，鸡蛋花10克，茵陈20克。

【用法】水煎服，每日1剂，分2次温服。

【功用】清热利湿。可用于急、慢性胃炎，湿热证。见胃脘灼痛、脘腹痞痛、口干口苦、渴不欲饮、身重肢倦、尿黄、舌红苔黄腻、脉滑数等症。

2. 慢性胃炎茶

【处方】蒲公英20克，制香附9克，炒陈皮7克。

【用法】以上诸药，研成粗粉，以纱布包后置保温瓶中，用沸水适量冲泡，加盖闷15分钟后，频频饮服，1日内服完。如果嘈杂泛酸，加煅瓦楞子15克；如果大便带血，加地榆、小蓟炭各10克。

【功用】清热和中，行气止痛。可用于慢性胃炎，热郁气滞证。见胃脘灼痛、心烦易怒、嘈杂泛酸、口干口苦、舌红苔黄、脉弦数等症。

3. 绿梅茶

【处方】绿萼梅10克，绿茶4克。

【用法】以上诸药反复以沸水冲泡。每日1剂，代茶频饮。

【功用】理气疏肝，和胃止痛。可用于急、慢性胃炎，肝胃不和证。见胃脘痞胀疼痛、食少纳呆、嗳气频频、嘈杂泛酸、两胁胀痛、郁闷不舒等症。

4.麦冬养胃茶

【处方】麦冬、党参、北沙参、玉竹、天花粉各9克，乌梅、知母、甘草各6克。

【用法】以上诸药共研粗末，以沸水适量冲泡，加盖闷30分钟即可饮用。每日1剂，代茶频饮。

【功用】益阴养胃。可用于急、慢性胃炎，胃阴不足证。见胃脘隐痛、嘈杂，口干咽燥，五心烦热，大便干结，舌红少津，脉细数等症。

六、呕吐

呕吐是指胃失和降，气逆于上，胃中之物从口而出的一种病证。呕吐是临床上的常见症状，可出现于各种急慢性病证过程中。

呕吐分为寒邪犯胃、饮食停滞、痰饮内停、胃火上逆、肝气犯胃、脾胃虚寒、胃阴不足等证。凉茶对于胃火上逆、肝气犯胃、胃阴不足等证有一定作用。胃火上逆证宜选用清火降逆类凉茶；肝气犯胃证宜选用疏肝行气类凉茶；胃阴不足证宜选用滋养胃阴类凉茶。

1.竹茹芦根茶

【处方】竹茹、芦根各30克，生姜2片。

【用法】将前两味药切碎，置保温瓶中，加生姜2片，以沸水适量冲泡饮用。每日1剂，代茶频饮。

【功用】清火降逆。可用于呕吐，胃火上逆证。见呕声洪亮、冲逆而出，口臭烦渴，舌红等症。亦可治热病后呕逆、妊娠呕吐见上症者。

2.麦芽山楂茶

【处方】炒麦芽10克，炒山楂片3克，红糖适量。

【用法】以上诸药置保温瓶中，加开水约250毫升，加盖闷20分钟即可饮用。每日2~3剂，代茶频饮。

【功用】消食化滞。可用于呕吐，饮食停积证。可见脘腹胀满，嗳腐吞酸，食后即吐，吐出不化宿食、其味酸臭，舌苔白腻，脉滑数等症。

3. 甘蔗姜汁茶

【处方】甘蔗 1 段，生姜 10 克。

【用法】先将甘蔗榨汁约 30 毫升，再将生姜绞汁，取 3 ~ 5 滴入蔗汁中，调匀即可饮用。每日 1 剂，代茶频饮。

【功用】滋养胃阴，清热生津，化痰止呕。可用于呕吐，胃阴虚挟痰证。可见胃隐痛、口燥咽干、胸中烦闷、频吐痰涎、舌瘦色红苔腻、脉细数等症。

七、呃逆

呃逆俗称打嗝，为单纯性膈肌痉挛所致。中医认为呃逆是由于胃气上逆动膈，气逆上冲，以喉间呃呃连声、声短而频、不能自止为主要表现的病证。

呃逆分为胃中寒冷、胃火上逆、气机郁滞、脾胃阳虚、胃阴不足（胃虚热）等证。凉茶对于胃火上逆、肝气犯胃、胃阴不足等证有一定疗效。胃火上逆证宜选用清热降逆类凉茶；肝气犯胃证宜选用理气和胃类凉茶；胃阴不足证宜选用滋阴清虚热类凉茶。

1. 陈茹枣姜参茶

【处方】陈皮 12 克，竹茹 12 克，大枣 5 枚，生姜 4 片，甘草 6 克，人参 3 克。

【用法】按原方比例剂量，将陈皮、竹茹、甘草、人参研成粗末备用。每日用药 30 ~ 40 克，纱布包住，置保温瓶中，加生姜 4 片、大枣 5 枚，用沸水适量冲泡，加盖闷 15 分钟后即可饮用。每日 1 剂，代茶频饮。

【功用】降逆止呕，益气清热。可用于呃逆，胃虚热证。可见胃脘嘈杂、干呕呃逆、口燥咽干、大便干结、小便短少、舌红少津、脉细数等症。

2. 陈茹柿姜茶

【处方】陈皮 30 克，竹茹 30 克，柿饼 30 克，生姜 3 克。

【用法】水煎服，每日 1 剂，代茶频饮。

【功用】理气和胃，降逆止呕。可用于呃逆，气机郁滞证。可见嗳声频作、嗳声响亮、嗳气后脘腹胀减、嗳气发作因情志变化而增减、胸闷不舒、胁肋隐痛、舌苔薄白、脉弦数等症。

八、泄泻

泄泻是指以排便次数增多，粪质稀薄，完谷不化，甚至泻出如水样为特征的病证。古有将大便溏薄，时作时止，病势缓者称为"泄"；大便清稀，如水直下，病势较急者称为"泻"。泄泻是临床上的常见症状，可出现于各种急慢性病证过程中，又称为腹泻。

急性泄泻分为寒湿困脾、肠道湿热、食滞肠胃等证；慢性泄泻分为脾气虚弱、气机郁滞、肾阳亏虚、肝气郁滞等证。凉茶对于肠道湿热、食滞肠胃等证有一定作用。肠道湿热证宜选用清热利湿类凉茶；食滞肠胃证宜选用消食导滞类凉茶。

夏季肠炎茶

【处方】鲜车前草 50 克，鲜马鞭草 30 克。

【用法】将上述二味鲜草洗净捣烂，再用沸水冲泡饮用，6 小时内服完。

【功用】清热解毒，利湿止泻。可用于夏季肠炎。见腹泻，腹痛，每日数次至数十次，恶心呕吐，纳谷欠佳，亦可伴恶风发热，苔黄腻。亦可治湿热痢疾。

九、便秘

便秘是指粪便在肠内滞留过久，大便秘结不通，排便时间延长，或时欲大便，而艰涩不畅的病证。便秘是临床上的常见症状，可出现于各种急慢性病证过程中。

便秘分为实热、气郁、实寒、气虚、血虚、阴虚、阳虚等证。凉茶对于实热、阴虚证有一定作用。实热证宜选用清实热润肠类凉茶；阴虚证宜选用滋阴清虚热润肠类凉茶。

1. 槐花蜜茶

【处方】槐花 10 克，蜂蜜和绿茶适量。

【用法】将槐花和绿茶用沸水冲泡后，加入蜂蜜搅拌均匀即可饮用。每日 1

剂，代茶频饮。

【功用】清热润肠，凉血止血。可用于便秘，实热证。见大便干结带血、腹胀而痛、口苦口干、面红身热，或有痔疮出血等症。

2. 四仁通便茶

【处方】火麻仁、杏仁、松子仁、柏子仁各 10 克。

【用法】上四味药共捣碎，放入保温瓶中，用开水适量冲泡，加盖闷 15 分钟，待凉后饮用。每日 1 剂，代茶频饮，可连服 1～3 天。

【功用】润肠通便。可用于便秘，阴虚证及年老津枯证。见大便干结，形体消瘦，或见颧红，眩晕耳鸣，心悸怔忡，腰膝酸软，舌红少苔，脉细数等症。

十、失眠

失眠是指经常不能获得正常睡眠为特征的一类病证。主要表现为睡眠时间、深度的不足，轻者入睡困难，或寐而不酣，时寐时醒，或醒后不能再寐，重则彻夜不寐，醒后常见神疲乏力、头晕头痛、心悸健忘、心神不宁等症状。

失眠分为心火炽盛、肝火扰心、痰热扰心、心胆气虚、心脾两虚、心肾不交等证。凉茶对于心火炽盛、肝火扰心、痰热扰心、心肾不交等证有一定作用。心火、肝火、痰热证宜选用清心清肝降火、清热化痰类凉茶；心肾不交证宜选用滋阴清虚火类凉茶。

1. 莲子心茶

【处方】莲子心 2 克，甘草（生）3 克。

【用法】上二味药放保温瓶中，冲入沸水，加盖闷 10～15 分钟后即可饮用。每日 1 剂，代茶频饮。

【功用】清心除烦。可用于失眠，心火炽盛证。可见心烦不寐、躁扰不安、口舌生疮、口干舌燥、小便短赤、舌尖红、苔薄黄、脉数有力或细数等症。

2. 灯心竹叶茶

【处方】灯心草 5 克，竹叶（鲜品）30 克。

【用法】以上诸药放保温瓶内，以沸水冲泡，加盖闷 20 分钟后即可代茶频饮。睡前 1 小时，再服 1 剂，冲泡顿服。

【功用】清心降火，除烦利尿。可用于失眠，心阴不足证。见心烦口渴、夜寐不宁者。

3. 豆麦茶

【处方】莲子、黑豆、浮小麦各 15 克，大枣 10 枚。

【用法】将莲子、黑豆、浮小麦三味加倍剂量，研成粗末，每日取 50 克布包；大枣 10 枚（去核）。以上诸药同置保温瓶中，冲入沸水适量，加盖闷 20 分钟后即可代茶频饮。临睡前 1 小时，可再取 50 克冲泡顿服。

【功用】益肾阴，清心火，补脾胃。可用于失眠，肾阴不足，心火上炎，心肾不交证。可见心烦不寐，入睡困难，心悸多梦，伴头晕耳鸣，腰膝酸软，潮热盗汗，五心烦热，口干津少，男子遗精，女子月经不调，舌红少苔，脉细数等症。

十一、自汗、盗汗

自汗、盗汗统称为汗证，是指人体阴阳失调，腠理不固，而致汗液外泄失常的病证。其中，不因外界环境因素的影响，而白昼时时汗出，动则益甚者称为自汗；寐中汗出，醒来自止者称为盗汗。自汗、盗汗是临床上的常见症状，可出现于各种急慢性病证过程中。

1. 浮小麦茶

【处方】浮小麦 30 克，茯苓、麦冬各 9 克。

【用法】按上述药物用量比例，加 10 倍量，研成粗末。每取 50 克，放保温瓶中，冲入半瓶沸水，加盖闷 20 分钟后即可饮用。每日 1 剂，代茶频饮。

【功用】养心安神，清心敛虚汗。可用于自汗、盗汗。

2. 刺儿菜汁

【处方】鲜小蓟幼嫩全草（小蓟苗）150 克。

【用法】将小蓟苗洗净，切碎，捣如烂泥，用双层消毒纱布包裹，绞榨取汁，装杯备用。每日 1 剂，分 2 次饮服，连饮 5 天。

【功用】清热除烦，利尿通淋。可用于自汗、邪热郁蒸证。可见蒸蒸汗出、汗液易黏或使衣服黄染、面赤烘热、烦躁不安、口苦口渴、小便色黄、舌苔薄黄、脉弦数等症。

十二、病毒性肝炎

病毒性肝炎是由肝炎病毒引起的，以损害肝脏为主的感染性疾病。该病具有传染性强、流行面广、发病率高等特点。主要分为 5 种，其中甲型、戊型主要表现为急性肝炎，乙型、丙型、丁型主要表现为慢性肝炎。

病毒性肝炎有急性肝炎、慢性肝炎、重型肝炎之分。凉茶对于重型肝炎的毒热炽盛证，急性、慢性肝炎的湿热证有一定作用。毒热炽盛证宜选用清热解毒凉血类凉茶，湿热证宜选用清热利湿退黄类凉茶。

1. 鸡骨草茶

【处方】鸡骨草 30 ~ 50 克，佩兰 9 克。

【用法】按上述药物用量比例加 20 倍量，共研为末。每次用 40 ~ 50 克，置保温瓶中，冲入适量沸水，加盖闷 15 分钟后即可饮用。每日 1 剂，代茶频饮，连服 2 周。

【功用】清热解毒，活血疏肝。可用于：①急性肝炎，全身皮肤、巩膜黄染，色鲜明，纳差，上腹部饱胀，小便色黄，或伴恶寒发热。②慢性肝炎，肝炎症状反复发作，实验室检查转氨酶增高，免疫功能不全，出现肝掌、蜘蛛痣等体征，乙肝两对半检查异常，具有传染性。③肝硬化腹水，肝炎后肝硬化失代偿期，常见腹水，肝掌，蜘蛛痣，白蛋白、球蛋白比例倒置等，亦可合并门静脉高压、脾肿大。

2. 消黄茶

【处方】车前草、半边莲、茵陈各 15 克，糖适量。

【用法】以上诸药加大 10 倍量，研为粗末。每次用 50 ~ 60 克，置于保温瓶中，冲入沸水大半瓶，加盖闷 15 分钟后，取出清液，加入适量糖即可饮用。每日 1 ~ 2 剂，代茶频饮，连服 10 ~ 15 天。

【功用】清热利湿，退黄利胆。可用于病毒性肝炎，湿热证。可见身目俱黄，色鲜明如陈皮，口干欲饮，舌红苔黄腻，脉弦滑等症。亦可治肝硬化失代偿期出现腹水、全身皮肤及巩膜黄染、舌红苔黄腻、脉弦数等症，以及胆石症、胆管感染。

3. 三草茶

【处方】白花蛇舌草 30 克，金钱草 20 克，益母草 10 克。

【用法】水煎服，每日 1 剂，分 3 次服，连服 2 周。儿童剂量减半。

【功用】清热解毒，利湿退黄，活血化瘀，利尿消肿。可用于急性病毒性肝炎，湿热证。可见黄疸、乏力、纳呆、厌油、恶心、腹胀、上腹或右上腹疼痛等症状。

十三、脂肪肝

脂肪肝是指由于肝脏本身原因或肝外原因引起的肝细胞内脂肪代谢异常，过量脂肪在肝脏内持久沉积所致的疾病。在欧美以酒精性脂肪肝、肥胖性脂肪肝多见，在我国以肥胖性脂肪肝、肝炎后脂肪肝常见。

复方茵陈茶

【处方】茵陈蒿、车前草、败酱草各 30 克。

【用法】水煎服，每日 1 剂，代茶频饮。

【功用】清热和营，淡渗利湿。可见胁肋胀痛、脘痞腹胀、口苦口干、纳差、肢体困倦、小便短黄、大便滞结、舌红苔黄腻、脉濡数等症。可用于脂肪肝，湿热证。可见右胁下闷胀，口苦纳差，体胖困重，时有恶心，或目微黄，小便淡黄或黄，大便溏薄或黏，舌红苔黄腻，脉弦滑等症。

十四、肥胖症

肥胖症是指体内脂肪堆积过多和/或分布异常，体重增加。肥胖症是一组常见的代谢紊乱症候群，分为单纯性肥胖症和继发性肥胖症两大类。

1. 减肥降脂茶

【处方】枸杞 10 克，山楂、何首乌、草决明各 15 克，丹参 20 克。

【用法】水煎服，每日 1 剂，代茶频饮。

【功用】消积导滞，滋养阴血，活血通络，滑肠利胆。可用于单纯性肥胖，胃热证。

2. 减肥茶

【处方】荷叶 60 克，山楂 10 克，薏苡仁 10 克，陈皮 5 克。

【用法】以上 4 味共研为粗末，沸水冲泡。

【功用】理气行水，降脂化浊。可用于单纯性肥胖，胃热证。

第二节 外科常见病证

一、胆囊炎

胆囊炎是指胆囊组织的炎症，有急性、慢性之分。典型表现是进食油腻食物后，右上腹强烈绞痛，阵发性加重，常伴有右肩背部痛、恶心、呕吐、发热寒战等等，严重时还有全身黄疸。检查时右上腹部有压痛，常可以摸到肿大的胆囊。

胆囊炎以手术治疗或药物治疗为主，可以配合饮用凉茶。胆囊炎有蕴热证、湿热证、毒热证。蕴热证宜选用疏肝清热利胆类凉茶；湿热证宜选用清胆利湿通腑类凉茶；毒热证宜选用泻火解毒通腑类凉茶。

1. 金钱草虎杖茶

【处方】金钱草 30 克，虎杖 15 克。疼痛者加郁金 15 克。

【用法】以上诸药切成粗末，置保温瓶中，以沸水 500 毫升冲泡，加盖闷 20 分钟即可饮用。每日 1 剂，代茶频饮。

【功用】消炎利胆，排石止痛。可用于急性胆囊炎兼胆结石，蕴热证。可见上腹疼痛，阵发性绞痛或隐痛，伴随恶心、呕吐、厌食、便秘等。

2. 消炎利胆茶

【处方】玉米须 30 克，蒲公英 30 克，茵陈 30 克。

【用法】水煎服，每日 1 剂，代茶频饮。

【功用】清热利胆消炎。可用于急性胆囊炎，湿热证，发热疼痛期。可见上腹疼痛，阵发性绞痛或隐痛，伴随恶心、呕吐、厌食、便秘等。

3. 自拟利胆茶

【处方】金钱草 15 克，郁金 15 克，陈皮 15 克，白芍 15 克，山楂 10 克，甘草 10 克，干姜 10 克，蒲公英 30 克。

【用法】水煎服，每日 1 剂，代茶频饮。

【功用】清热解毒，疏肝利胆。可用于慢性胆囊炎，毒热证。可见腹痛、腹胀、畏寒、高热、恶心、呕吐等。

二、痔疮

痔疮是人体直肠末端黏膜下和肛管皮肤下静脉丛发生扩张和屈曲所形成的柔软静脉团。分为三种类型：内痔以便血、痔核脱出、大便困难、肛门坠胀感为主要症状；外痔以疼痛、肿块、肛周有皮赘为主要症状；混合痔以直肠黏膜及皮肤脱出、坠胀、疼痛、反复感染为主要症状。

无症状的痔疮无须治疗，症状严重、反复发作者应保守综合治疗甚至手术治疗。凉茶在减轻症状方面有一定作用。痔疮有风伤肠络、湿热毒蕴、气滞血瘀、脾虚气陷等证。凉茶对于风伤肠络、湿热毒蕴证有一定作用。风伤肠络证宜选用清热凉血祛风类凉茶；湿热毒蕴证宜选用清热解毒渗湿类凉茶。

1. 治痔茶

【处方】生地黄 12 克，地榆 12 克，麻仁 15 克，白芍 15 克，生大黄 6 克。

【用法】以上诸药用 600 毫升开水冲泡 30 分钟 ~ 1 小时后即可饮用。每日 1 剂，代茶频饮。

【功用】润燥通便，止血消痔。可用于内痔兼便秘。见大便硬结、肛门疼痛、大便带血等症。

2. 解毒消痔茶

【处方】生地黄 30 克，槐花 20 克，赤芍 10 克，丹参 15 克，连翘 15 克，蒲公英 20 克。

【用法】水煎服，每日 1 剂，早晚分服。

【功用】清热解毒，渗湿止血消痔。可用于痔疮，湿热毒蕴证。可见大便干结带血、血色鲜红、肛门胀坠或灼热不适、小便黄赤、口干口苦、舌红苔黄、脉濡数等症。

3. 疗痔槐叶茶

【处方】嫩槐叶 15 克。

【用法】嫩槐叶晒干，切碎，每次用 30 克，以沸水 200 毫升冲泡，加盖闷

10分钟后即可饮用，也可加入适量的冰糖来调味。每日1剂，代茶频饮。

【功用】清热凉血祛风，止血消肿。可用于痔疮，风伤肠络证。见出血明显者。

第三节　妇科常见病证

一、外阴及前庭大腺炎

外阴是指女性生殖器官的外露部分，包括阴阜、大阴唇、小阴唇、阴蒂、前庭、前庭大腺、前庭球、尿道口、阴道口和处女膜。前庭大腺是位于阴道下端，大阴唇后部，被球海绵体肌所覆盖，小如蚕豆的腺体，正常检查时不能摸到此腺体。外阴炎是由于不注意皮肤清洁，或尿液、粪便的长期浸渍，或局部通透性差、潮湿，导致外阴受到外界病原体的感染而发生的炎症，中医称为"带下病"。病原体侵入前庭大腺引起的炎症称为前庭大腺炎，中医称为"阴疮"。

外阴及前庭大腺炎需内服药物，外部熏洗、敷涂，甚至手术治疗，可以配合饮用凉茶。外阴及前庭大腺炎有湿热下注、湿毒蕴结、阴虚血燥证。凉茶对于湿热下注、湿毒蕴结证有一定作用。湿热下注证宜选用清热利湿类凉茶，湿毒蕴结证宜选用清热解毒除湿类凉茶。

1. 栀子柴胡木通茶

【处方】栀子6克，柴胡10克，木通6克。

【用法】水煎服，每日1剂，代茶频饮。

【功用】清肝泻火，利湿解毒。可用于非特异性外阴炎，湿毒蕴结证。可见外阴皮肤瘙痒、疼痛、烧灼感，于活动、性交、排尿、排便时加重。外阴充血、肿胀、糜烂，常有抓痕，严重者形成溃疡或湿疹。慢性炎症可使皮肤增厚、粗糙、皲裂，甚至苔藓样变。

2. 五味消毒茶

【处方】金银花、野菊花、蒲公英、紫花地丁各30克，天葵子12克，乳香、没药、赤芍、丹皮各10克，甘草6克。

【用法】水煎服，每日 1 剂，代茶频饮。并用苦参、大黄、黄柏、蒲公英各 30 克，煎水浸洗患处。

【功用】清热解毒，凉血活血。可用于前庭大腺炎，湿毒蕴结证。可见局部肿胀、疼痛、灼热感，行走不便，甚至大小便困难、发热，局部皮肤红肿、发热、压痛明显。当脓肿形成时，前庭大腺部位可触及波动感。

二、阴道炎

阴道炎是指阴道黏膜下结缔组织的炎症。临床表现为带下增多，阴部不适感——瘙痒、疼痛、灼热感，可有性交痛、尿痛、尿急。常见的阴道炎有：滴虫阴道炎、念珠菌性阴道炎、细菌性阴道炎、老年性阴道炎。

阴道炎需局部治疗和内服药物，可以配合饮用凉茶。阴道炎有湿热下注、湿毒蕴结、肾虚湿胜证，凉茶均有一定作用。湿热下注证宜选用清热利湿类凉茶；湿毒蕴结证宜选用清热解毒除湿类凉茶；肾虚湿胜证宜选用补肾清热利湿类凉茶。

秦皮乌梅茶

【处方】秦皮 12 克，乌梅 30 克。

【用法】水煎服，每日 1 剂，早晚空腹分服。

【功用】清热利湿杀虫。可用于滴虫阴道炎，湿热下注证。可见白带为稀薄浆液状、灰黄色或黄绿色，或混有血性，或白带中有泡沫；检查可见阴道与宫颈黏膜充血水肿，常有散在的红色斑点或草莓状突起。

三、宫颈炎

宫颈炎是妇科常见疾病之一，包括宫颈阴道部炎症及宫颈管黏膜炎症。临床上分为两种类型：急性宫颈炎、慢性宫颈炎。急性宫颈炎脓性或脓血性白带增多，下腹坠痛、腰背痛、性交痛或尿路刺激症状，宫颈充血水肿，宫颈触痛，脓性分泌物从宫颈口流出。

宫颈炎需药物治疗、物理治疗、手术治疗，可以配合饮用凉茶。宫颈炎有湿热内蕴、湿毒内侵、脾虚、肾虚等证。凉茶对于湿热内蕴、湿毒内侵证有一定作用。湿热证宜选用疏肝清热利湿类凉茶；湿毒证宜选用清热泄毒燥湿类凉茶。

1. 马齿苋车前草茶

【处方】马齿苋 60 克，车前草 30 克。

【用法】水煎服，每日 1 剂，代茶频饮。

【功用】清热利湿止带。可用于急性宫颈炎，湿热证。可见带下增多、黏稠色黄，腹坠痛、腰背痛、性交痛、尿路刺激症状，宫颈充血水肿、触痛，胸闷口苦，腹胀纳呆，小便短黄，舌红苔黄腻，脉濡数等症。

2. 解毒止带茶

【处方】蒲公英 30 克，黄柏 12 克，丹参 15 克，牡丹皮 15 克，苦参 15 克，川楝子 10 克。

【用法】水煎服，每日 1 剂，代茶频饮。

【功用】清热解毒，利湿止带。可用于急性宫颈炎，湿毒证。可见脓血性带下增多，臭气难闻，下腹坠痛、腰背痛、性交痛、尿路刺激症状，宫颈充血水肿、触痛甚至糜烂，外阴肿痛瘙痒，小便灼热疼痛，心烦发热，口干口苦，舌红苔黄腻，脉滑数等症。

四、盆腔炎

盆腔炎是指女性内生殖器及其周围的结缔组织、盆腔腹膜的炎症。炎症会导致疼痛不适，不孕症，异位妊娠。盆腔炎有急性和慢性两类。急性盆腔炎发展可引起弥漫性腹膜炎、败血症、感染性休克，严重者可危及生命。若在急性期未能得到彻底治愈，则转为慢性盆腔炎，往往经久不愈，并可反复发作。

盆腔炎需药物治疗、手术治疗，可以配合饮用凉茶。急性盆腔炎有热毒壅盛、湿热瘀结证；慢性盆腔炎有湿热壅阻、寒湿凝滞、气滞血瘀、气虚血瘀等证。凉茶对于热毒壅盛、湿热瘀结、湿热壅阻、气滞血瘀证有一定作用。急性盆腔炎热毒证宜选用清热解毒排脓类凉茶；急性、慢性盆腔炎湿热证宜选用清热利湿活血类凉茶；慢性盆腔炎气滞血瘀证宜选用理气活血化瘀类凉茶。

1. 治带败酱茶

【处方】败酱草 30 ~ 50 克，赤芍 15 克，陈皮 5 克。

【用法】以上诸药切碎，置保温瓶中，以沸水冲泡，加盖闷 15 分钟后即可饮用。每日 1 剂，代茶频饮。

【功用】清热解毒，利湿排脓。可用于急性盆腔炎，热毒壅盛证。可见寒战高热，下腹疼痛拒按，带下量多、色黄脓样、质稠秽臭，恶心纳差，口干喜饮，小便黄短，大便干结，舌红苔黄厚腻，脉滑数等症。

2. 蒲公英地丁当归茶

【处方】蒲公英 15 克，紫花地丁 15 克，当归 6 克，红糖适量。

【用法】水煎服，加入适量红糖，每日 1 剂，代茶频饮。

【功用】清热解毒，活血消炎。可用于急性盆腔炎，湿热瘀结证。可见恶寒发热，下腹疼痛，带下量多、色黄、质稠秽臭，胸闷口腻，恶心纳差，小便黄短，大便溏而不爽，舌红苔黄腻，脉濡数等症。

五、围绝经期综合征

围绝经期综合征是指妇女绝经前后由于性激素减少所致的一系列躯体及精神心理症状。典型症状有如潮热、汗出、情绪改变，其他如头晕头痛、失眠心悸、腰酸背痛、月经紊乱、阴道干燥灼热、阴痒、尿频急、尿失禁、皮肤瘙痒等症状。

围绝经期综合征有阴虚内热、肾阳虚、阴阳两虚等证。凉茶对于阴虚内热证有一定作用。阴虚内热证偏于心肝虚热者宜选用清心平肝类凉茶；阴虚内热证偏于心肾不交者宜选用养阴清热养血类凉茶；阴虚内热证偏于肝肾阴虚者宜选用滋阴养血润燥类凉茶。

1. 清心平肝茶

【处方】黄连 3 克，麦冬 9 克，白芍 9 克，白薇 9 克，丹参 9 克，龙骨 15 克，酸枣仁 9 克。

【用法】水煎服，每日 1 剂，早晚分服，连服一个月。

【功用】滋阴清心平肝。可用于围绝经期综合征，心肝虚热证。见心烦不安、失眠多梦、口舌生疮、舌尖红等症。

2.百合茯神茶

【处方】百合 30 克，茯神 20 克，生地黄 20 克，麦冬 15 克，合欢皮 15 克。

【用法】水煎服，每日 1 剂，早晚分服。

【功用】滋阴清热，养血安神。可用于围绝经期综合征，心肾不交证。可见头晕耳鸣、两胁胀痛、口苦吞酸、外阴瘙痒、舌红而干、脉弦细等症。

第四节 儿科常见病证

一、口炎

口炎是指口腔黏膜的炎症。本病多见于婴幼儿。可单独发生，亦可继发于全身疾病。感染常由病毒、真菌、细菌、螺旋体引起。不注意食具及口腔卫生或各种疾病导致机体抵抗力下降等因素均可导致口炎的发生。口炎的种类很多，常见有鹅口疮、疱疹性口炎、溃疡性口炎。

小儿口炎有实热（风热乘脾、心脾积热、心火上炎）、虚热（虚火上炎）等证。凉茶对于实热证、虚热证有一定作用。实热证宜选用泻火解毒类凉茶；虚热证宜选用滋阴降火类凉茶。

1.鲜马兰茶

【处方】海金沙（鲜品）、马兰（鲜品）各 30 克（干品各 15 克）。

【用法】水煎服（海金沙包煎），每日 1 剂，代茶频饮，小儿需少量频服。

【功用】清热解毒，清利湿热。可用于鹅口疮（霉菌性口腔炎），实热证。见口腔舌上白屑堆积，周围焮红较甚，面赤唇红，烦躁不宁，吮乳啼哭，或伴发热，口干口渴，大便秘结，小便短黄，舌质红，脉滑数，或指纹紫滞等症。

2.荆防导赤茶

【处方】荆芥、生地黄、麦冬、连翘、淡竹叶各 10 克，防风 6 克，木通 4 克，甘草 2 克。

【用法】水煎服，每日 1 剂，代茶频饮，2 岁以下小儿量减半。

【功用】清热解毒，滋阴祛邪。可用于疱疹性口炎，实热证。可见口角、齿龈、唇内、舌、颊黏膜出现成簇小疱疹，周围有红晕，迅速破溃后形成多个溃疡，有黄白色纤维素性分泌物覆盖，疼痛拒食，烦躁不安，口臭涎多，小便短黄，大便秘结，舌红苔薄黄，脉数等症。

二、积滞

小儿积滞又称食积、消化不良，是指小儿内伤乳食，停聚中焦，积而不化，气滞不行所形成的一种脾胃病证。临床以不思乳食、腹胀嗳腐、大便酸臭或便秘为特征。

小儿积滞有乳食内积、脾虚夹积、肝热等证。凉茶对于乳食内积证、肝热证有一定作用。乳食内积证宜选用消食化滞类凉茶；肝热证宜选用清肝养脾阴类凉茶。

养阴消食茶

【处方】玉竹 10 克，麦芽 15 克，牡丹皮 6 克，山药 10 克，白芍 6 克，山楂 6 克。

【用法】水煎服，每日 1 剂，代茶频饮。

【功用】清肝养阴，健脾消食。可用于小儿积滞，肝热证。如食欲减退、消化不良、烦躁易怒、面红目赤、尿黄、舌红、脉弦数等症。

三、营养不良

营养不良是由于缺乏能量和（或）蛋白质所致的一种营养缺乏症，主要见于 3 岁以下婴幼儿。临床上以体重明显减轻、皮下脂肪减少、皮下水肿为特征，常伴有各器官系统的功能紊乱。中医学称为疳证。疳证分为三个阶段：早期脾胃不和，运化失健为疳气；中期积滞内停，壅滞气机为疳积；晚期脾胃虚损，津液消亡，气血俱衰为干疳。

小儿营养不良（疳积）可采用内服药物、推拿、外治等方法，可以配合饮用凉茶。小儿营养不良有湿热积滞、脾虚心肝热、脾虚胃虚热、脾衰津亡、气血俱虚、津亏内热等证。凉茶对于湿热积滞、脾虚心肝热、脾虚胃虚热证有一定作用。湿热积滞证宜选用清热燥湿、健脾消食类凉茶；脾虚心肝热证宜选用健脾消食、清心凉肝类凉茶；脾虚胃虚热证宜选用健脾滋阴退热类凉茶。

1. 疳积茶

【处方】陈皮5克，黄连3克，木香2克。

【用法】以上诸药切碎，置于保温瓶中，冲入适量沸水浸泡，加盖闷15分钟，加适量蜜糖调味即可饮用。每日1剂，代茶频饮。

【功用】理气和胃，清热燥湿。可用于小儿疳证，湿热积滞证。如疳气、疳积，见形体消瘦，脘腹痞胀，多吃多便，苔黄腻而垢，舌质偏红，可伴有烦躁少寐、动作异常等症。

2. 小儿七星茶

【处方】薏苡仁、谷芽各12克，山楂6克，淡竹叶9克，钩藤6克，蝉蜕3克，甘草2克。

【用法】以上诸药共研为末，置于保温瓶中，用沸水适量冲泡，加盖闷30分钟。饮时加入适量蔗糖调味即可饮用。每日1剂，代茶频饮。

【功用】健脾消食，清心凉肝。可用于小儿疳证，脾虚心肝热证。如疳气、疳积，见有形体消瘦，面色萎黄，精神不振，毛发稀疏，厌食或异嗜，肚腹膨胀，咬指磨牙，大便不调，或烦躁不宁，目涩畏光，口舌生疮，夜寐不安等症。

四、夜啼

婴儿白天能安静入睡，入夜则啼哭不安，时哭时止，或每夜定时啼哭，甚则通宵达旦，排除饥饿、发热或因其他疾病而引起的啼哭，称为夜啼。多见于新生儿及6个月内的小婴儿。

小儿夜啼有脾寒气滞、心肝郁热、惊恐伤神等证。凉茶对于心肝郁热证有一定作用。心肝郁热证宜选用清心平肝安神类凉茶；心肝郁热兼气血虚证可同饮清心平肝安神类凉茶与滋补脾胃类凉茶。

1. 清心宁神茶

【处方】淡竹叶3克，灯心草1克，蝉蜕3克，绿茶1克。

【用法】以上诸药切碎，与绿茶共置保温瓶中，用沸水适量冲泡，加盖闷约15分钟后即可饮用。每日1剂，代茶频饮。

【功用】清心除烦，凉肝定惊。可用于小儿夜啼证，心肝郁热轻证。可见入夜啼哭不安，哭声较响，见灯火哭声更剧，哭时面赤唇红，烦躁不安，身腹俱暖，小便黄赤，大便秘结，舌尖红苔薄黄，指纹多紫等症。

2. 麦膳草枣茶

【处方】浮小麦 15 克，大枣 6 克，炙甘草、蝉蜕各 3 克。

【用法】以上诸药捣为粗粉，置于保温瓶中，冲入适量沸水，加盖闷 30 分钟左右即可饮用。每日 1 剂，代茶频饮。

【功用】滋补脾胃，清心凉肝，定惊安神。可用于小儿夜啼，心肝郁热兼气血虚证。可见素体瘦弱，面色萎黄，唇色淡红，食欲不佳，夜间突然啼哭，似见异物状，神情不安，烦躁不宁，甚至整夜不寐，啼哭吵闹等症。

五、汗证

汗证是指不正常出汗的一种病证，即小儿在安静状态下，日常环境中，全身或局部出汗过多，甚则大汗淋漓。多发生于 5 岁以下小儿。小儿汗证有自汗、盗汗之分。睡中出汗，醒时汗止者，称盗汗；不分寤寐，无故汗出者，称自汗。盗汗多为阴虚，自汗多为阳虚。但小儿汗证往往自汗、盗汗并见。

小儿汗证除内服药、脐疗等外治疗法，可以配合饮用凉茶。小儿汗证有肺卫不固、营卫失调、阴虚内热、湿热迫蒸等证。凉茶对于阴虚内热、湿热迫蒸证有一定作用。阴虚内热证宜选用滋阴清热、收敛止汗类凉茶；湿热迫蒸证宜选用清热泻脾类凉茶。

1. 当归六黄茶

【处方】当归、生地黄、熟地黄、黄芩、黄连、黄柏各 3 克，黄芪 6 克。

【用法】水煎服，每日 1 剂，代茶频饮。

【功用】滋阴、泄热、固表。可用于盗汗为主兼自汗，虚热证。可见形体消瘦，汗出较多，神萎不振，心烦少寐，寐后汗多，伴低热口干，哭声无力，口唇淡红，舌淡少苔，脉细弱。

2. 五味参麦茶

【处方】五味子 5 克，太子参 10 克，浮小麦 15 克，白芍 10 克，灯心草 5 克，大枣 3 枚。

【用法】水煎服，每日 1 剂，代茶频饮。

【功用】养阴清热，益气止汗。可用于严重盗汗，虚热重证。见热病后阴伤，寐时汗出，醒时汗止，伴午后潮热，两颧泛红，手足心热，形体消瘦，舌红少苔，脉细数等症。

六、夏季热

夏季热是婴幼儿时期的一种特有疾病。临床以入夏长期发热、口渴多饮、多尿、汗闭为特征。因本病有严格的季节性，发病于夏季，故名夏季热，又称暑热症。本病主要发生于我国南方，如东南、中南及西南等气候炎热地区。发病多见于3岁以下小儿。发病时间多集中于6、7、8三个月。

小儿夏季热有内服药物、针灸、推拿等治疗方法，可以配合饮用凉茶。小儿夏季热有暑伤肺胃、虚阳浮越等证。凉茶对于暑伤肺胃证有一定作用。风热、热毒、风湿热毒、脾胃伏热，根据症状的不同可以在清暑养阴生津类凉茶中选择偏重清暑或偏重生津或偏重清心的凉茶。

1. 三叶茶

【处方】丝瓜叶、苦瓜叶、鲜荷叶各30克。

【用法】水煎服，每日1剂，代茶频饮。

【功用】清热解暑。可用于小儿夏季热，暑伤肺胃证。发热明显者，还可见口渴、尿频等症。

2. 清暑茶

【处方】荷叶、西瓜翠衣各5克，地骨皮、生地黄各3克，大枣、五味子各2克。

【用法】水煎服，加白糖少量，每日1剂，代茶频饮。

【功用】清热解暑，养阴生津。可用于小儿夏季热，暑伤肺胃证。汗少或无汗特别明显者，还可见频频渴饮、皮肤及口唇干燥等症。

3. 银薷茶

【处方】金银花6克，香薷3克，杏仁3克，淡竹叶3克，绿茶1克。

【用法】将香薷、杏仁研末，与另外三味共用沸水冲泡，加盖闷15分钟，或共加水500毫升煎煮沸腾10分钟。每日1剂，代茶频饮。

【功用】清热解暑，宁心除烦。可用于小儿夏季热，暑伤肺胃证。心烦不寐特别明显者，还可见口渴尿少等症。

第五节　五官科常见病证

一、眼结膜、眼角膜病

　　眼结膜指的是覆盖在眼睑内面和眼球前部眼白表面的一层透明薄膜，结膜有助于防止异物和感染对眼球的损害，但结膜本身也会受到化学物质或过敏物质的刺激，或受到病毒、细菌的感染，出现眼痛、眼痒及充血。角膜位于眼球前面，质地透明，表面光滑无血管，因直接与外界接触，易受损伤和感染。

　　眼结膜、眼角膜病包括急性结膜炎（急性细菌性结膜炎、流行性出血性结膜炎、流行性角膜结膜炎、春季结膜炎、过敏性结膜炎）、慢性结膜炎、角膜炎（细菌性、病毒性、真菌性）等病。治疗方法包括内服药物、滴滴眼液、涂眼药膏、外敷、手术、针刺法等，可以配合饮用凉茶。证型包括风热外袭、热毒内侵、里热壅盛等证。风热外袭证宜选用解表清热解毒类凉茶；热毒内侵证宜选用清热解毒凉血类凉茶；里热壅盛证宜选用泻火解毒通腑类凉茶。

1. 清解消红茶

　　【处方】生地黄 30 克，赤芍 15 克，牡丹皮 15 克，红花 10 克，夏枯草15 克。

　　【用法】水煎服，每日 1 剂，代茶频饮。

　　【功用】清热泻火解毒。可用于急性细菌性结膜炎（红眼病），热毒内侵证。起病急剧，病程小于 3 周，双眼红肿热痛，有大量胶黏脓样眼分泌物，怕光流泪，流血水样眼泪，伴高热、卧睡不宁、流涕、咳嗽；检查见眼睑高度红肿，结膜充血，睑结膜面有灰白色的假膜，抹去时有轻微出血。

2. 桑叶菊花茶

　　【处方】桑叶、菊花、大青叶、荆芥、薄荷、当归、生地黄、川芎、草决明各 10 克，桃仁、红花各 6 克，甘草 3 克。

　　【用法】水煎服，每日 1 剂，代茶频饮。

　　【功用】清热解毒，凉血化瘀，渗化脾湿。可用于流行性出血性结膜炎，热毒内侵证。多发生在春夏，可引起广泛流行，有双眼灼热、刺痒、异物感，眵多泪少，大量胶黏脓样分泌物，睁眼困难，视力不受影响等症；检查见眼球结膜充血，颜色鲜红，有出血点或出血斑，常有滤泡。

3. 治角膜炎茶

【处方】龙胆草 6 ～ 10 克，荆芥、黄芩、栀子、谷精草、赤芍、车前子、柴胡各 10 克，薄荷、蝉蜕各 6 克。

【用法】水煎服，每日 1 剂，代茶频饮。配用浓度为 0.25% 醋酸可的松液或病毒唑眼药水滴眼。

【功用】疏风透热，清肝凉血，平肝明目。可用于角膜炎，风热兼里热证。可见眼痛、畏光、流泪、异物感、较多脓性眼分泌物、眼睑痉挛、视力下降等症；检查见眼睑水肿、结膜充血、球结膜水肿、角膜浸润混浊、角膜溃疡形成。

二、中耳炎

中耳炎是一种累及中耳（包括咽鼓管、鼓室、鼓窦及乳突气房）全部或部分结构的炎性病变。

中耳炎包括急性分泌性中耳炎、急性化脓性中耳炎、慢性化脓性中耳炎。治疗方法包括内服药物、局部外治、针灸治疗、物理疗法、手术治疗等，可以配合饮用凉茶。分泌型中耳炎有风邪外袭（风寒、风热）、肝胆湿热、脾虚湿困、气血瘀阻等证；急性化脓性中耳炎有风热外袭、肝胆火盛等证；慢性化脓性中耳炎有热毒湿聚、脾虚湿困、肾虚毒聚等证。凉茶对于热证、湿证有一定作用。分泌性中耳炎、急性化脓性中耳炎的风热证宜选用疏风清热类凉茶；分泌性中耳炎的肝胆湿热证宜选用清肝利湿通窍类凉茶；急性化脓性中耳炎的肝胆火盛证宜选用清肝泻火解毒类凉茶；慢性化脓性中耳炎的热毒湿聚证宜选用清热燥湿解毒类凉茶。

1. 泻肝清热茶

【处方】龙胆草、柴胡、川芎各 1.8 克，菊花、生地黄各 3 克。

【用法】以上诸药按比例加量，共研粗末。每日取 20 克置保温瓶中，沸水冲泡，加盖闷 20 分钟即可饮用。每日 1 剂，代茶频饮。

【功用】泻肝清热，行气和营。可用于急性化脓性中耳炎，肝胆火盛证。可见剧烈耳痛，呈搏动性跳痛或刺痛，听力减退，耳鸣，耳内流出血水脓样液体，继而流出脓性分泌物；伴畏寒、发热；检查鼓膜充血、穿孔，有脓液流出，乳突部压痛，传导性耳聋。

2. 荆芥蝉蜕茶

【处方】荆芥、黄精、桔梗、猪苓、甘草、茯苓、牡丹皮各 10 克，蝉蜕 6 克，鱼腥草、黄芪各 15 克，石菖蒲 9 克。

【用法】水煎服，每日 1 剂，代茶频饮。

【功用】祛风通络，清热滋阴，益气活血。可用于急性分泌性中耳炎各型。可见听力减退，耳闷痛，间歇性耳鸣，呈气过水声等症；检查见鼓膜内陷，鼓室积液，传导性耳聋。

3. 黄柏苍耳茶

【处方】黄柏 9 克，苍耳子 10 克，绿茶 3 克。

【用法】以上诸药共研粗末，沸水冲泡 10 分钟即可饮用。每日 1 剂，代茶频饮。

【功用】清热燥湿，解毒通窍。可用于慢性化脓性中耳炎，热毒湿聚证。见耳间歇性流脓，量多少不等。上呼吸道感染时，流脓发作或脓量增多；脓液呈黏液性；检查见鼓膜多呈中央性穿孔，轻度传导性耳聋。

三、鼻炎、鼻窦炎

鼻炎即鼻腔炎性疾病，是病毒、细菌、变应原、各种理化因子以及某些全身性疾病引起的鼻腔黏膜的炎症。分为急性鼻炎、慢性鼻炎、变应性鼻炎、萎缩性鼻炎等类型。鼻窦炎是指鼻窦黏膜的化脓性炎症，分为急性鼻窦炎、慢性鼻窦炎等类型。

鼻炎包括风热外袭、风寒袭肺、燥热犯肺、肺脾气虚、肺肾阴虚、气滞血瘀等证。鼻窦炎包括风热侵犯、胆腑热盛、脾胃湿热、肺虚泻滞、脾虚湿聚等证。治疗方法包括内服药物、局部治疗、手术治疗、针灸治疗、穴位埋线法等，可以配合饮用凉茶。凉茶对于鼻炎、鼻窦炎中的属于热、湿性质的证型有一定作用。风热证宜选用疏风清热类凉茶；燥热犯肺证宜选用清燥润肺类凉茶；脾胃湿热证宜选用清热利湿类凉茶；胆腑热盛证宜选用清泻胆热类凉茶。

1. 鼻窦消炎茶

【处方】黄芩、麻黄各 6 克，石膏、杏仁、苍耳子、辛夷花、白僵蚕、菊花、蔓荆子、白芷各 10 克，细辛、甘草各 3 克。

【用法】水煎服，每日1剂，代茶频饮。小儿药量酌减。

【功用】宣肺理气，清热通窍。可用于急性鼻窦炎，风热证。见持续性鼻塞，大量脓性鼻涕或黏脓性鼻涕，头痛，可伴畏寒发热、食欲减退、便秘、全身不适等症。

2. 鼻渊黄柏茶

【处方】黄柏9克，龙井茶15克。

【用法】内服法：以上诸药研为细末，置保温瓶中，用适量沸水冲泡，加盖闷15分钟即可饮用。每日1剂，代茶频饮。外治法：将细末直接吹入两侧鼻腔内，每日2～3次。

【功用】清热燥湿，解毒通窍。可用于慢性鼻炎、慢性鼻窦炎，湿热证。见鼻塞日久，脓涕不断，鼻黏膜红肿，伴恶寒发热头痛、眉额胀痛。

四、酒渣鼻

酒渣鼻为外鼻常见的慢性皮肤损害，以鼻尖及鼻翼处皮肤红斑和毛细血管扩张为临床特征，常伴有痤疮。

酒渣鼻包括肺胃积热（红斑期）、热毒炽盛（丘疹脓疱期）、瘀热聚结（鼻赘期）等证。治疗方法包括内服药物、局部治疗、针灸治疗等，可以配合饮用凉茶。肺胃积热证宜选用清肺胃之热类凉茶；热毒炽盛证宜选用清热解毒类凉茶；瘀热聚结证宜选用凉血化瘀类凉茶。

1. 清肺泻胃茶

【处方】桑白皮12克，黄芩12克，麦冬15克，葛根20克，薏苡仁30克，连翘15克，石膏20克。

【用法】水煎服，每日1剂，代茶频饮。

【功用】清肺胃，泄积热。可用于酒渣鼻，红斑期。见外鼻皮肤潮红，皮脂腺开口扩大，分泌物增加，皮肤呈油状，饮酒、进餐、冷热刺激、情绪紧张时症状加重。

2. 枇杷石膏茶

【处方】枇杷叶、桑白皮、川芎、黄芩、栀子各10克，石膏、生地黄各15克，陈皮、桃仁、红花、赤芍、甘草各9克，金银花30克。

【用法】水煎服，每日1剂，代茶频饮。

【功用】清热解毒，活血化瘀，利水消肿。可用于酒渣鼻，丘疹脓疱期。见外鼻皮肤潮红持续不退，皮肤毛细血管逐渐扩张，常并发丘疹、脓疱疮，日久呈橘皮样皮肤。

3. 当归花粉茶

【处方】川芎、当归、赤芍、黄芩、大黄、生地黄、天花粉各10克，葛根15克，红花、蝉蜕各9克。

【用法】水煎服，每日1剂，代茶频饮。煎药过程中，用鼻吸入药液蒸气。

【功用】凉血化瘀，养阴生津。可用于酒渣鼻，鼻赘期。见潮红等症状加重，皮肤毛细血管扩张显著，皮脂腺结缔组织增生，外鼻肿大如赘肉。

五、咽炎、喉炎

急性咽炎是指咽部黏膜、黏膜下组织的急性炎症，多累及咽部淋巴组织，常于秋冬及冬春之交发病。慢性咽炎是指咽部黏膜、黏膜下及淋巴组织的弥漫性炎症，常为上呼吸道慢性炎症的一部分，病程长、症状顽固、较难治愈。急性喉炎是指喉黏膜的急性卡他性炎症，好发于冬春季节，是一种常见的急性呼吸道感染性疾病。慢性喉炎是指喉部慢性非特异性炎症，临床上将其分为单纯性、肥厚性、萎缩性三种类型。

咽炎有风热袭肺、肺胃热盛、肺肾阴虚等证；喉炎有风寒外袭、风热外袭、痰热蕴结、肺肾阴虚、气滞血瘀痰凝、肺脾气虚等证。治疗方法包括内服药物、局部治疗、针灸治疗、穴位注射、物理治疗、雾化吸入、手术治疗等，可以配合饮用凉茶。咽炎、喉炎的风热证宜选用疏风清热类凉茶，咽炎的肺胃热盛证宜选用清泄肺胃类凉茶；喉炎的痰热证宜选用清热化痰类凉茶；咽炎、喉炎的肺肾阴虚证宜选用滋阴清热类凉茶。

1. 光绪加减五汁饮

【处方】鲜藕（去皮、节，切薄片）200克，蜜柑（去皮、核）2个，荸荠（去皮）20个，青果（去核）20个，生姜（去皮）1片。

【用法】以上诸药捣烂，用双层消毒纱布包裹绞取汁液，装入杯中备用。每日1剂，代茶频饮。

【功用】清肺利咽，润燥生津，解毒止呕。可用于急性咽喉炎，风热轻证。

咽喉轻度红肿热痛、声音嘶哑等症。

2. 玄参蚤休茶

【处方】玄参 12 克，连翘 10 克，蚤休 15 克。

【用法】以上诸药捣碎，置保温瓶中，用沸水冲泡，加盖闷 10 分钟后即可饮用。每日 1 剂，代茶频饮。

【功用】清热解毒，利咽消肿。可用于急性咽喉炎，风热重证。见咽喉部红肿疼痛，有堵塞感，或吞咽不利，干咳音哑，讲话嘶哑，口渴咽干，发热恶寒，头痛项强；亦治急性扁桃体炎，见扁桃体充血肿大，表面或有黄白色脓样分泌物。

3. 薄荷甘草茶

【处方】薄荷、甘草、桔梗各 3 克，麦冬、板蓝根、玄参、生地黄各 6 克，菊花、白茅根、莲藕节各 10 克。

【用法】水煎服，每日 1 剂，代茶频饮。

【功用】清热解毒，宣肺利咽，养阴生津。可用于急性咽炎，肺胃热盛证。起病急，先有咽部干燥，灼热，粗糙感；继而明显咽痛，吞咽时尤重，甚至疼痛放射至耳部，可伴音哑声嘶、口渴咽干、胃脘嘈杂、干呕纳呆、便秘不爽、小便短黄等症。

4. 参麦凉润茶

【处方】太子参 10 克，麦冬 10 克，五味子 6 克，玄参 10 克，竹茹 3 克，茶叶适量。

【用法】先将前 4 味分别捣碎后，再将竹茹、茶叶同置于带盖茶杯中，以开水冲泡 30 ~ 60 分钟即可饮用。每日 1 剂，代茶频饮。

【功用】益气养阴，生津润燥，清利咽喉。可用于慢性咽炎，肺肾阴虚证。见咽部不适，有异物感、灼热、发痒、干燥、微痛等，常有黏稠分泌物于咽后壁，使患者晨起时出现频繁的刺激性咳嗽，伴恶心、干呕，无痰或有颗粒状藕粉样分泌物咳出，可伴夜寐不安，耳鸣眼花，舌红少津，脉细数。

5. 鲜菊清咽茶

【处方】茶叶、菊花各 30 克。

【用法】以上诸药置保温瓶中，沸水冲泡，加盖闷 10 分钟后即可饮用。每日 1 剂，代茶频饮。

【功用】清热泻火，利咽消肿。可用于急性喉炎，风热证。以声音嘶哑为主，初为声音粗糙低沉，以后变为沙哑，甚至失声、咳嗽、咳痰，喉部不适或疼痛，可伴鼻塞流涕、咽痛、恶寒发热、全身乏力等症。

6. 桔梗黄芩茶

【处方】桔梗 30 克，马勃 15 克，黄芩 30 克，甘草 20 克。

【用法】以上诸药加入适量水煎煮，每次煎时将药液蒸气用口吸入，持续 20 分钟。每日 1 剂，代茶频饮。

【功用】清热解毒祛痰，宣肺利咽开音。可用于慢性喉炎，肺肾阴虚证。以声音嘶哑为主，初为间歇性后呈持续性，声音粗糙低沉，晨起和讲话多时加重，休息或噤声后减轻，喉部不适、干燥，说话时感喉部疼痛，喉部分泌物增多，形成黏痰，讲话时感费力，须咳出后讲话才轻松。

六、牙痛

牙痛是指牙齿因各种原因引起的疼痛，为口腔疾患中常见的症状之一，可见于龋齿、牙髓炎、根尖周炎、牙外伤、牙本质过敏、楔状缺损等。

牙痛分为风热牙痛、胃火牙痛、肝火牙痛、虚火牙痛、龋齿牙痛、风寒牙痛。治疗方法包括内服药物、局部治疗、针灸治疗、手术治疗等，可以配合饮用凉茶。风热牙痛宜选用疏风清热类凉茶；胃火牙痛宜选用清泄胃热类凉茶；肝火牙痛宜选用清肝泻火类凉茶；虚火牙痛宜选用滋阴清火类凉茶；龋齿牙痛宜选用祛风杀虫类凉茶。

1. 牙痛茶

【处方】独活 18 克，石膏 18 克，北细辛 7 克。阴虚口干者加生地黄 20 克；虚热者加地骨皮 15 克；疼痛明显者加青皮 15 克；出血者加白茅根 20 克；牙龈溃烂者加蒲公英 25 克。

【用法】水煎服，每日 1 剂，代茶频饮。

【功用】祛风除湿，泻火止痛。可用于风热牙痛、胃火牙痛、肝火牙痛。见牙龈红肿溃烂、口气热臭等症。

2. 膏地辛芷茶

【处方】生石膏、生地黄各 30 克，细辛 3 克，白芷、丹皮、防风、荆芥各

9 克，牛膝 15 克，甘草 5 克。

【用法】生石膏打碎，先煎 10 分钟，后下余药，再煎 10 分钟即可。微温饮用，每日 3 ~ 4 次。

【功用】养阴清热，散火止痛。可用于胃火牙痛，虚火牙痛。

3. 清胃茶

【处方】黄连、竹叶各 6 克，生地黄、连翘各 12 克，生石膏 20 克（后下），牡丹皮、升麻、当归、大黄各 10 克，天花粉 15 克。

【用法】水煎服，每日 1 剂，代茶频饮。

【功用】滋阴清热，泻火活血。可用于急性牙周炎，胃火牙痛。见牙龈红肿疼痛，牙周袋形成，牙龈出血或溢脓，甚至牙龈萎缩、牙齿松动脱落。

七、口腔炎

口腔炎是口腔黏膜的炎症，可波及颊黏膜、舌、齿龈、上腭等处。

口腔炎（复发性口腔溃疡、疱疹性口腔炎）有风热袭表、脾胃积热、心火上炎、虚火上浮等证。治疗方法包括内服药物、局部治疗、针灸治疗、物理治疗、激光治疗等，可以配合饮用凉茶。风热袭表证宜选用疏风清热类凉茶；脾胃积热证宜选用泻火通腑类凉茶；心火上炎证宜选用清心泻火类凉茶；虚火上浮证宜选用滋阴降火类凉茶。

1. 口疮茶

【处方】黄连 3 克，石斛 15 克，藿香 5 克。

【用法】以上诸药捣碎，置保温瓶中，加沸水冲泡，闷 15 分钟左右即可饮用。每日 1 剂，代茶频饮。

【功用】清心泄热，养胃散火。可用于复发性口腔溃疡，脾胃积热、心火上炎证。见口舌出现单个或多个黄白色的溃烂点，黄豆或豌豆大小，饮食时疼痛明显，疮周鲜红微肿，伴有心烦口渴、苔黄舌红等。

2. 川连竹叶茶

【处方】川黄连 5 克，竹叶、栀子、木通各 6 克，甘草、薄荷各 3 克，连翘 10 克，板蓝根、石膏各 15 克，玄参、莱菔子各 8 克。

【用法】水煎服，每日 1 剂，早晚分服。若高热可每日饮 2 剂，复渣煎，每

4 小时饮 1 次。

【功用】疏风清热，泻火解毒。可用于疱疹性口腔炎，风热袭表证。可见口腔黏膜、齿龈缘广泛充血水肿，继而出现成簇小水疱，针头大小，疱壁薄透明，随后破溃引起大面积糜烂，上覆黄色假膜，继而结痂愈合。在口角和唇周皮肤亦常发生疱疹。

第六节　其他

一、口臭

口气是指从口腔或其他充满空气的空腔中如鼻、鼻窦、咽所散发出的臭气，口腔局部疾患是主要导致口臭的原因，但口臭也常是某些严重系统性疾病的口腔表现，有一些器质性疾患也会导致口臭症。

口臭有食积、胃火、痰热、虚热等证。治疗方法包括内服药物、局部治疗、针灸治疗等。芳香辟秽，解毒除臭类凉茶对于各种类型的口臭都适用。

1. 桂花茶

【处方】桂花 3 克，绿茶 3 克。

【用法】以上二味，用适量沸水冲泡，加盖闷 10 分钟后即可饮用。每日 1 剂，代茶频饮。

【功用】芳香辟秽，解毒除臭。可用于口臭。

2. 三香含漱茶

【处方】木香 10 克，丁香 6 克，藿香 12 克，葛根 30 克，白芷 12 克。

【用法】以上诸药，用适量水煎煮 15 分钟，去渣取汁，频频含漱。

【功用】芳香辟秽，解毒除臭。可用于口臭。

3. 薄荷蜜草茶

【处方】薄荷 15 克，蜂蜜 25 克，甘草 3 克，绿茶 3 克。

【用法】加水 1000 毫升煮沸，投入薄荷、甘草、绿茶再煎煮 5 分钟，去渣取汁，调入蜂蜜即可饮用。每日 1 剂，代茶频饮。

【功用】芳香辟秽，解毒除臭。可用于口臭。

二、痤疮

痤疮是毛囊皮脂腺单位的一种慢性炎症性皮肤病，临床表现以好发于面部的粉刺、丘疹、脓疱、结节等多形性皮损为特点。

痤疮有肺经风热、脾胃湿热、肝气郁结、肝肾阴虚等证。治疗方法包括内服药物、局部治疗、针灸治疗等。凉茶对于肺经风热、脾胃湿热证有一定作用。肺经风热证宜选用疏风清肺类凉茶，脾胃湿热证宜选用清热利湿类凉茶。

1. 枇杷桑竹茶

【处方】枇杷叶 15 克，桑叶 15 克，竹叶 10 克。

【用法】水煎服，每日 1 剂，代茶频饮。

【功用】清热宣肺，和胃降气，清肝明目。可用于痤疮，肺经风热轻证。可见颜面白头粉刺居多，伴红色丘疹，鼻息气热，舌红苔薄，脉数等症。

2. 清肺消痤茶

【处方】白花蛇舌草 20 克，枇杷叶 15 克，桑白皮 15 克，连翘 12 克，生地黄 20 克，薏苡仁 30 克。

【用法】水煎服，每日 1 剂，代茶频饮。

【功用】疏风清肺。可用于痤疮，肺经风热重证。可见颜面黑头粉刺居多，伴红色丘疹，或觉痒痛，鼻息气热，舌红苔薄，脉数等症。

3. 菊花脑茶

【处方】菊花脑（菊花菜、菊花郎）全草或花。

【用法】①菊花脑 15 ～ 30 克（鲜者加倍），切碎，纳入保温瓶中，冲入沸水适量，加盖闷 15 分钟即可饮用。每日 1 剂，代茶频饮。②菊花脑 100 ～ 120 克煎汤熏洗患处，或鲜品适量，洗净、捣烂，外敷患处。

【功用】清热解毒燥湿。可用于痤疮，脾胃湿热证。可见皮疹此起彼伏，多处化脓，脓疱囊肿，皮肤油腻，间有结节，或伴口臭，便秘溺赤，苔黄腻，脉滑数等症。

三、饮酒过度

　　饮酒过度是指饮酒超出了适量饮酒的标准或可接受程度，俗称醉酒。

　　饮酒过度易致中焦湿热证、酒毒内积证；长期嗜酒伤肝，易致脂肪肝、肝硬化、肝癌等疾病。饮用清热利湿、清热生津、解酒醒神、解酒护肝类凉茶有助于预防疾病，或缓解疾病症状，延缓病程进展。

1. 解酒利湿茶

　　【处方】葛根 20 克，淡竹叶 10 克，茵陈 20 克，泽泻 12 克，绿茶 10 克。

　　【用法】水煎服，每日 1 剂，代茶频饮。

　　【功用】清热利湿，解酒毒。可用于饮酒过度，湿热壅滞证。见头痛、胸闷、呕恶、面红目赤、脘痞口臭、大便不爽、舌红苔黄腻、脉滑数等症。

2. 葛根解酒茶

　　【处方】鲜葛根或干葛根适量。

　　【用法】绞榨鲜葛根汁 300 毫升。若无鲜葛根，可将 300 克干葛根切片，置砂锅中，煎煮 1 小时，去渣取汁。酒醉严重时 1 次饮完全部汁液，不严重时代茶频饮。

　　【功用】清热生津，除烦止渴，解酒醒神。可用于饮酒过度，酒毒内积证。见酗酒至醉，呕吐痰涎，头痛心烦，胸脘痞塞，手足震颤，或见神昏，脉弦滑等症。

3. 解酒保肝茶

　　【处方】枳椇子、泽泻、猪苓、鸡内金、柴胡、黄芩、白芍、栀子各 15 克，山楂 30 克，郁金 20 克，砂仁 10 克，甘草 6 克。

　　【用法】水煎服，每日 1 剂，代茶频饮。

　　【功用】解酒护肝。可用于嗜酒者兼脂肪肝。见右胁胀痛，口苦发黏，形体肥胖，肢体重浊，胸闷，大便不爽，舌红苔黄腻，脉滑数。

四、用脑疲劳

　　用脑疲劳是在持续较久或强度过大的脑力劳动过程中产生的慢性疲劳综合征。

用脑过度易致睡眠障碍、记忆力减退、焦虑、烦躁、心慌、头昏等病症。中医辨证分型为：肝气郁结、食积郁热、气滞血瘀、心脾两虚、肝肾阴虚、心肾不交、脾肾阳虚等证。凉茶对于食积郁热、心肾不交、肝肾阴虚证有一定作用。食积郁热证宜选用消食清热类凉茶；心肾不交证宜选用滋阴清心安神类凉茶；肝肾阴虚证宜选用益肾清虚热类凉茶。

1. 山叶菊丹茶

　　【处方】山楂、番泻叶、菊花、丹参各 10 克。

　　【用法】水煎服，每日 1 剂，代茶频饮。

　　【功用】消食化积，清热活血。可用于食积郁热证。多见于脑力工作者，可有体胖乏力、腹胀痞满、口臭烦躁、尿黄、大便不爽、舌红苔黄腻等症。

2. 莲心五味枣杞茶

　　【处方】莲子心、五味子、酸枣仁、枸杞各等分。

　　【用法】取以上诸药各 6 克，共置保温瓶中，用沸水适量冲泡，加盖闷 15 分钟即可饮用。每日 1 剂，代茶频饮。

　　【功用】清心安神，滋阴益智。可用于心肾不交证。多见于脑力工作者，可有久思疲劳、心神不安、心悸烦躁、手足心热、夜寐不宁、咽干口燥、腰膝酸软等症。

3. 枸明茶

　　【处方】枸杞 60 克，决明子 30 克，绿茶 30 克。

　　【用法】以上诸药放入杯中，沸水冲泡，加盖闷 5 分钟即可饮用。每日 1 剂，代茶频饮。

　　【功用】补肝明目，滋肾润肺。可用于肝肾阴虚证。多见于脑力工作者，可有久视疲劳、视物昏花、头昏目眩、耳鸣心烦、舌红少苔、脉弦细等症。

参考文献

[1] 广东王老吉药业股份有限公司 [EB/OL]. https://www.wljhealth.com/index.html

[2] 广州黄振龙凉茶有限公司 [EB/OL]. http://wongchunloong.com/

[3] 广东邓老凉茶集团股份有限公司 [EB/OL]. http://www.denglao. cn/

[4] 广州白云山星群（药业）股份有限公司 [EB/OL]. http://www.xingqun.com.cn/product/productthree. html

[5] 广州市清心堂健康产业有限公司 [EB/OL]. http://www.qxt1906.com/about/history.html

[6] 广州白云山医药集团股份有限公司 [EB/OL]. http://www.gybys.com.cn/

[7] 广州白云山陈李济药厂有限公司 [EB/OL]. http://www.gzclj.com.cn/

[8] 广州白云山潘高寿药业股份有限公司 [EB/OL]. http://www.gzpgs.com/

[9] 佛山市徐其修凉茶有限公司 [EB/OL]. http://www.xuqxu.com/

[10] 广东沙溪制药有限公司 [EB/OL]. http://gdsxzy.com/

[11] 国药集团德众（佛山）药业有限公司 [EB/OL]. http://dezhong.com/

[12] 黄孝纪. 一个村庄的食单 [M]. 南宁：广西人民出版社，2020.

[13] 黄天骥. 黄天骥文集 15 岭南新语 [M]. 广州：广东人民出版社，2018.

[14] 广州市人民政府地方志办公室. "十二五"广州之最 [M]. 广州：广东人民出版社，2017.

[15] 戴德银. 新编简明中成药手册 [M]. 4 版. 郑州：河南科学技术出版社，2017.

[16] 杨培民，孙洪胜，姚莉，等. 最新中成药手册 [M]. 济南：山东科学技术出版社，2014.

[17] 孙风雷，田林. 中医养生经 [M]. 济南：山东科学技术出版社，2009.

[18] 解发良. 中国古今奇效良方 [M]. 长沙：湖南科学技术出版社，2009.

[19] 张景. 中国茶文化 [M]. 天津：天津科学技术出版社，2018.

[20] 秦艳芬. 广东凉茶 [M]. 广州：广东科技出版社，2003.

[21] 王发渭. 家庭药茶 [M]. 北京：金盾出版社，1993.

[22] 中医研究院革命委员会. 常见病验方研究参考资料 [M]. 北京：人民卫生出版社，1970.

[23] 李张锁. 安度暑热饮药茶 [J]. 家庭医药，2001，(8)：58.

[24] 夏代宇，李希，曾奕新. 银菊凉茶治疗伤暑 40 例 [J]. 四川中医，2002，20 (9)：39.

[25] 王宜. 9 款凉茶清凉一夏 [J]. 家庭医药，2007，(7)：65.

[26] 黄衍强. 自制凉茶度盛夏 [J]. 中国中医药报，2006，(7)：21.

[27] 蔡姮婧. 饮茶疗感冒 [J]. 现代养生，2008，(11)：23.

[28] 郝建新. 新编中国药膳食疗秘方全书 [M]. 北京：科学技术文献出版社，2005.

[29] 王惟恒，强刚. 茶文化与保健药茶 [M]. 北京：人民军医出版社，2006.

[30] 冯娟. 吃出健康系列——茶疗篇 [M]. 广州：华南理工大学出版社，1998.

[31] 缪正来，于格，王少华，等. 中国药茶谱 [M]. 北京：科学技术文献出版社，1995.

[32] 上海市松江区泗联中心卫生院. 中草药制剂方法 [M]. 上海：上海人民出版社，1974.

[33] 叶橘泉. 食物中药与便方 [M]. 南京：江苏人民出版社，1977.

[34] 晋·葛洪. 肘后备急方 [M]. 天津：天津科学技术出版社，2000.

[35] 清·吴鞠通. 温病条辨 [M]. 北京：人民卫生出版社，1972.

[36] 唐·孙思邈. 备急千金要方 [M]. 北京：人民卫生出版社，1982.

[37] 东汉·张仲景. 金匮要略方论 [M]. 北京：人民卫生出版社，1956.

[38] 缪正来. 中医良药良方 [M]. 北京：中国医药科技出版社，1991.

[39] 雷平. 药茶治百病 [M]. 成都：四川科学技术出版社，2003.

[40] 俞长芳. 滋补保健药膳食谱 [M]. 北京：中国轻工业出版社，1987.

[41] 唐·孟诜. 食疗本草 [M]. 北京：人民卫生出版社，1984.

[42] 曾庆佩. "三草煎剂"治疗急性病毒性肝炎 [J]. 中国临床医生，1997（12）：58.

[43] 薛春生，王浴生，邓文龙. 中药药理与应用 [M]. 北京：人民卫生出版社，2000.

[44] 黄锁林. 自拟利胆汤治疗慢性胆囊炎 127 例 [J]. 南京中医药大学学报（自然科学版），2001，17
(6)：391.

[45] 漆浩，张瑞贤，王发渭，等. 二十世纪中医药最佳处方·妇科卷 [M]. 北京：学苑出版社，2002.

[46] 牛建昭. 现代中西医妇科学 [M]. 北京：中国科学技术出版社，1995.

[47] 马义杰，李红彩. 妇科病饮食疗法 [M]. 青岛：青岛出版社，2003.

[48] 邓耀荣. 妇科病食疗 [M]. 广州：广东经济出版社，2003.

[49] 张丰强，郑英. 首批国家级名老中医效验秘方精选 [M]. 北京：国际文化出版公司，1996.

[50] 漆浩，张瑞贤. 二十世纪中医药最佳处方·儿科卷 [M]. 北京：学苑出版社，2002.

[51] 国家医药管理局上海医药工业研究院. 全国医药产品大全 [M]. 北京：中国医药科技出版社，1988.

[52] 王文新，陈玉洁. 家庭药膳手册 [M]. 天津：天津科学技术出版社，1989.

[53] 陈中瑞，孙中林. 当归六黄汤加减治疗小儿盗汗症 32 例 [J]. 辽宁中医杂志，1981,（10）：封面 3.

[54] 汪受传. 中医儿科学 [M]. 北京：中国中医药出版社，2007.

[55] 金国梁，陈月明，杜煦电. 养生治病茶疗方 [M]. 上海：上海科学技术出版社，1991.

[56] 吴桂莲. 红眼宁治疗流行性出血性结膜炎 50 例 [J]. 陕西中医，1989,（3）：106.

[57] 丁高年. 祛风清肝汤治疗角膜炎 216 例 [J]. 湖北中医杂志，1990,（6）：13-14.

[58] 陈可冀. 慈禧光绪医方选议 [M]. 北京：中华书局，1981.

[59] 马玉起. 中西医结合治疗渗出性中耳炎 260 例 [J]. 江苏中医，1995，16 (6)：18.

[60] 张冬生. 鼻窦消炎汤治疗急性鼻窦炎 108 例 [J]. 福建中医药，1991,（6）：34.

[61] 《偏方大全》编写组. 偏方大全 [M]. 北京：北京科学技术出版社，1991.

[62] 漆浩，张瑞贤，王发渭，等. 二十世纪中医药最佳处方·五官科卷 [M]. 北京：学苑出版社，2002.

[63] 马玉起. 中药治酒渣鼻 42 例 [J]. 国医论坛，1996，11 (3)：35.

[64] 胡曼云，胡曼平. 清朝宫廷秘方：帝王后妃保健养护御病秘法秘术秘药实录 [M]. 开封：河南大
学出版社，2002.

[65] 卓开清. 自拟清咽汤治疗急性咽炎 200 例 [J]. 广西中医药，1986，9 (1)：15.

[66] 参麦凉润茶 [J]. 社区医学杂志，2008，6 (6)：22.

[67] 龚自璋. 家用良方——珍本医籍丛刊 [M]. 北京：中医古籍出版社，1999.

[68] 杨恩英，段乃超，张雪巧. 中药治疗慢性喉炎 30 例 [J]. 中国中西医结合杂志，1993，13 (1)：50.

[69] 王凤岐. 中华名医特技集成 [M]. 北京：中国医药科技出版社，1993.

[70] 黎震. "膏地辛芷汤"治疗牙痛 [J]. 陕西中医，1983，1 (2)：20.

[71] 雷焰中 . 急性牙周炎 156 例临床观察 [J]. 湖北中医杂志，1989，⑴：19.

[72] 金国梁，陈月明，杜煦电 . 养生治病茶疗方 [M]. 上海：上海科学技术出版社，1991.

[73] 张桂宝 . 三香汤治疗口臭 [J]. 云南中医中药杂志，1984，5 ⑹：60.

[74] 陈慧中，陆健敏，陈斌，等 . 饮茶保健 500 问 [M]. 北京：人民军医出版社，2002.

[75] 王天舒 . 解酒保肝汤治疗酒精性脂肪肝临床观察 [J]. 中国中西医结合杂志，1995，⑺：439.

[76] 明·高濂 . 遵生八笺——饮馔服食笺 [M]. 兰州：甘肃文化出版社，2005.